ÉTUDE

ANATOMIQUE ET PATHOLOGIQUE

SUR LES

DIVERTICULES DE L'INTESTIN.

RIGNOUX, IMPRIMEUR DE LA FACULTÉ DE MÉDECINE,
rue Monsieur-le-Prince, 31.

ÉTUDE
ANATOMIQUE ET PATHOLOGIQUE
SUR LES
DIVERTICULES DE L'INTESTIN,

PAR

HENRY CAZIN,

Docteur en Médecine de la Faculté de Paris,
Interne en Médecine et en Chirurgie des Hôpitaux de Paris,
ancien Prosecteur d'Anatomie à l'École de Médecine de Lille,
trois fois Lauréat de ladite École (premier Prix, 1856-57-58).

« Les difficultez et l'obscurité ne s'apperçeoivent en chascune science que par ceulx qui y ont entrée..... Moy y treuve une profondeur et variété si infinie, que mon apprentissage n'a aultre fruict que de me faire sentir combien il me reste à apprendre. »

(Michel MONTAIGNE, liv. III, chap. 13.)

PARIS.

P. ASSELIN, GENDRE ET SUCCESSEUR DE LABÉ,
LIBRAIRE DE LA FACULTÉ DE MÉDECINE,
place de l'École-de-Médecine.

1862

ÉTUDE

ANATOMIQUE ET PATHOLOGIQUE

SUR LES

DIVERTICULES DE L'INTESTIN,

PAR

HENRY CAZIN,

Docteur en Médecine de la Faculté de Paris,
Interne en Médecine et en Chirurgie des Hôpitaux de Paris,
ancien Prosecteur d'Anatomie à l'École de Médecine de Lille,
trois fois Lauréat de ladite École (premier Prix, 1856-57-58).

« Les difficultez et l'obscurité ne s'apperçeoivent en chascune science que par ceulx qui y ont entrée..... Moy y treuve une profondeur et variété si infinie, que mon apprentissage n'a aultre fruict que de me faire sentir combien il me reste à apprendre. »

(Michel MONTAIGNE, liv. III, chap. 13.)

PARIS.

P. ASSELIN, GENDRE ET SUCCESSEUR DE LABÉ,
LIBRAIRE DE LA FACULTÉ DE MÉDECINE,
place de l'École-de-Médecine.

1862

ÉTUDE

ANATOMIQUE ET PATHOLOGIQUE

SUR LES

DIVERTICULES DE L'INTESTIN.

On donne le nom de *diverticule* (de *di*, indiquant changement de direction, et *vertere*, tourner) à des productions latérales du tube digestif et de sa cavité. On en a admis deux espèces, les diverticules faux ou accidentels, les diverticles vrais ou congénitaux ; les derniers surtout doivent nous occuper. Nous étudierons successivement leur mode de formation, leur constitution ; puis, dans une seconde partie, les affections que la présence de ces appendices (1) peut faire naître, et les altérations dont ils peuvent devenir le siége.

(1) Dans les livres ou observations du siècle dernier, le mot *appendice* est du genre féminin; pour la facilité et l'uniformité des descriptions, nous l'avons mis, même dans les citations, du genre masculin, adopté aujourd'hui.

PARTIE ANATOMIQUE.

CHAPITRE IER.

Des diverticules faux.

Le faux diverticule (div. *spurium*) consiste dans une hernie de la muqueuse à travers les fibres musculaires de l'intestin (*hernie tuniquaire*, Cruveilhier). La membrane interne vient, par une éraillure de la couche moyenne, se mettre immédiatement en rapport avec le tissu sous-séreux (1).

Étudions rapidement les modifications des tuniques intestinales. La muqueuse, si la hernie est peu volumineuse, ne change pas de caractère; elle se déplisse, s'amincit, voit ses glandes et ses vaisseaux s'atrophier, si la dilatation est plus considérable.

La couche musculaire longitudinale s'écarte pour laisser passer la muqueuse, mais les altérations sont surtout remarquables dans la couche des fibres circulaires; ces dernières cèdent plus facilement, surtout quand les premières ne les doublent qu'incomplétement (côlon); leur tassement forme autour du pédicule de la dilatation une espèce d'anneau d'autant plus facile à reconnaître, que toute trace de fibre musculaire manque sur le faux diverticule.

Le péritoine recouvre la hernie dans toute son étendue; quelquefois celle-ci se place entre les deux feuillets du mésentère, qui s'écar-

(1) Dans cette description, c'est à dessein que nous avons négligé de parler de la couche celluleuse, peu importante à ce point de vue; tantôt elle est déchirée, tantôt elle accompagne la muqueuse en lui restant adhérente.

tent pour la recevoir; ou bien l'un d'eux se dilate pour la coiffer presque complétement. Dans un fait cité par M. Schröder (1), le péritoine manquait, parce que la tumeur avait pour siége la face postérieure de la troisième portion du duodénum; le tissu cellulaire rétro-péritonéal s'était feutré pour lui former une tunique adventice.

Ainsi constitué par l'accolement de deux membranes dilatées, le diverticulum présente des parois minces et souvent transparentes; on les trouve quelquefois colorées par les matières qui séjournent plus ou moins dans leur cavité. Chez les vieillards, elles paraissent noirâtres, à cause des boulettes fécales excessivement dures qu'elles contiennent (2).

Leur volume varie entre celui d'un pois à celui d'un grosse pomme; cette comparaison indique que leur forme est généralement globuleuse. L'orifice qui met leur cavité en communication avec celle de l'intestin est étroit. Ce n'est qu'exceptionnellement qu'ils sont faits en doigt de gant. Lorsque j'étais prosecteur à l'École de Médecine de Lille, j'en ai rencontré deux sur le même iléon, qui présentaient, à s'y tromper, la forme des diverticules vrais. La dissection la plus minutieuse et l'examen microscopique nous ont convaincus, M. Arrachard, professeur adjoint, et moi, qu'il n'y avait dans leurs parois aucune trace de fibre musculaire. Ces cellules siégent sur tous les points du canal intestinal, elles sont rarement solitaires, leur nombre est quelquefois considérable. M. le professeur Cruveilhier n'en a jamais trouvé un plus grand nombre que sur le corps d'Alibert; il y en avait plusieurs centaines ayant toutes une orifice distinct, ordinairement étroit. Il y avait des groupes de trois cellules juxtaposées, mais s'ouvrant isolément dans l'intérieur.

La formation de ces dilatations est toute accidentelle. C'est à elles que l'on peut appliquer une partie des explications mécaniques que

---

(1) Thèse de la Fac. d'Erl.; Augsb., 1855.
(2) Cruveilhier, *Anat. pathol.*, t. I, p. 593

les auteurs du siècle dernier ont données de la formation des diverticules vrais : l'inégalité de résistance des parois, l'absence d'une partie de la tunique musculaire sur le gros intestin. « Faciunt appen-« dices dum fœces in debilem sedem intestini premunt, » dit Haller (1).

La constipation y paraît jouer un certain rôle ; c'est en effet le plus souvent chez des vieillards qu'on a rencontré ces appendices.

Les phénomènes pathologiques produits par ces hernies n'ont pas été étudiés. On conçoit qu'elles puissent être altérées, irritées par la présence de matières fécales et de corps étrangers, et devenir le siége d'inflammation et de perforation d'autant plus facile que leurs parois résistent moins que celles de l'intestin lui-même.

Dans un cas publié par Schroëcke (2), un enfant de 11 ans mourut subitement par une cause que l'autopsie ne put déterminer ; on constata seulement sur l'iléon la présence de trois appendices contigus, du même diamètre que l'intestin. Depuis quatre ans, il accusait des douleurs assez vives, intermittentes, dans le ventre, vers l'ombilic. Nous ne saurions affirmer quelle liaison pouvait exister entre les dilatations et les phénomènes présentés par l'enfant.

Nous lisons dans Brüning (3) les lignes suivantes : « Vesicam præter « naturalem, intestino recto adnatam, variis peregrinis rebus plenam, « intestinum hoc omnino claudentem, ilei causam vidit Bonetus. »

Tels sont les seuls faits que nous ayons trouvés se rapportant au rôle pathologique des faux diverticules.

Du reste, c'est moins pour faire une étude de ces hernies tuniquaires que pour nous permettre d'établir un parallèle entre les diverticules faux et les diverticules vrais, que nous avons présenté les quelques données anatomo-pathologiques qui précèdent.

---

(1) *Elem. phys.*, t. VII, p. 107.

(2) *Ephem. nat. cur.*, cent. VIII, p. 331.

(3) *Nov. act. nat. cur.*, t. V, p. 259.

Bibliographie.

On rencontre des descriptions ou des mentions de diverticules faux.

Au duodénum : dans Morgagni, *de Sed. et c. morb.*, ep. 34, art. 16 et 17.— Otto, *Seltne Beobacht.*, 1 H., p. 275.— Fleischmann, *Leichenoffnungen*, p. 1; Erl.; 1815. — Barth, *Bull. de la Soc. an.*, t. XXVI, p. 90. — Flandin, *id.*, t. VII, p. 2.

A l'iléus : Riolan, *Anthropol.;* Paris, 1626, lib. II, cap. 14, p. 175. — Bartholin (Th.), *Anat.*, L. B., p. 89; 1673. — Cruveilhier, *Anat. descript.*, t. III, p. 311.

Au côlon : Littre, *Mém. Ac. roy. des sc.*, p. 259 ; Paris, 1714. — Heuermann, *Physiol.*, 3 B., p. 591 ; 1753. — Roth, *Dissert. de path. coli*, p. 22; Erl., 1802. — Greding, in Ludwigii *Adv. med. pract.*, t. III, part. I, p. 99.

Au rectum : Morgagni, *loc. cit.*, et *Adv. anat.*, lib. III, animadv. 5.

CHAPITRE II.

Des diverticules vrais.

Avant d'étudier la constitution des diverticules congénitaux, il m'a paru de toute utilité d'esquisser en peu de mots quelques points d'embryologie qui se rapportent directement à notre sujet.

§ I. — Vésicule ombilicale, son évolution.

On sait que du blastoderme procèdent l'embryon, ses membranes, ses appendices, ses organes de nutrition transitoire.

En se dédoublant, ce blastoderme donne naissance : 1° à un feuillet externe *séreux* ou *animal*, d'où naîtront : *A*, à la partie centrale ou tache embryonnaire, les téguments et les organes de relation du nouvel être ; *B*, à la périphérie, la membrane amnios ; 2° à un feuillet interne, *muqueux* ou *végétatif*, qui formera le tube intestinal et la vésicule ombilicale.

Ce dernier feuillet limite une cavité, dont l'intestin ébauché et la vésicule ombilicale ne sont d'abord que deux compartiments ; ces deux parties communiquent largement entre elles et ne sont séparées que par un léger resserrement ; peu à peu, par l'augmentation graduelle de cet étranglement, les deux cavités secondaires se dessinent, et il en résulte la formation d'un canal appelé *vitello-intestinal*, lequel s'abouche avec l'intestin sur son bord antérieur, au point le plus élevé de l'anse iléo-cæcale (1), et non au cæcum, comme le pensait Oken (2).

Le point de cet abouchement a reçu le nom d'ombilic intestinal, par opposition à l'ombilic cutané, qui embrasse le pédicule de la vésicule ombilicale et celui de l'allantoïde, et d'où part la gaîne amniotique.

Sur un embryon de vingt-cinq jours (fig. 1), la vésicule ombilicale a acquis son parfait développement, l'allantoïde commence à prendre de l'accroissement. Peu à peu le corps de la vésicule s'atrophie, s'affaisse, et vers la fin du second mois on la retrouve sous l'apparence d'une petite poche ridée, jaunâtre, du volume d'une lentille. En même temps, elle a été poussée loin de l'embryon, vers

---

(1) Le tube digestif, d'abord droit, largement ouvert, figure une courte gouttière qui descend le long de la colonne vertébrale ; puis il se clot, se courbe un peu d'arrière en avant, et s'engage dans le cordon ombilical. Cette première anse, qui prend plus tard le nom d'*anse iléo-cæcale*, se continue avec le pédicule de la vésicule ombilicale. Le cæcum commence à se former dans un point assez rapproché du canal vitello-intestinal ; mais, par les progrès et le développement de la portion iliaque du tube digestif, il ne tarde pas à s'en éloigner.

(2) Jenaer, *Literatur Zeitung*, 1815, n° 26.

l'extrémité opposée du cordon. Son pédicule, déjà oblitéré vers le trente-cinquième jour, participe de son atrophie; de plus, tiraillé par l'ascension du corps de la vésicule, il disparaît ou se déchire. Dès lors il n'existe plus de connexion entre la vésicule ombilicale et l'intestin, qui bientôt ne présente plus aucune trace de l'insertion du conduit vitello-intestinal.

Pendant sa période d'activité, la vésicule ombilicale est tapissée, sur sa face externe, d'un riche réseau vasculaire, lequel provient de deux artères et se rend à deux veines. Ces vaisseaux entourent le *ductus* vitello-intestinal ; quand ce support commence son évolution rétrograde, une veine et une artère s'atrophient. Les deux autres vaisseaux, branches des troncs mésentériques, vaisseaux omphalo-mésentériques, ne persistent pas longtemps ; peu à peu ils ne s'étendent plus que jusqu'à la paroi antérieure du ventre, et au second mois de la vie embryonnaire, ils ont disparu.

En résumé, de cet ensemble qui constituait le cordon ombilical de la deuxième période embryonnaire, à l'état normal, chez les mammifères, il ne reste plus aucun vestige.

§ II. — Persistance de la vésicule ombilicale et de son pédicule.

On observe quelquefois des anomalies dans cette évolution (1). M. Courty (2) a rencontré la vésicule ombilicale au cinquième mois de la gestation. Suivant Hunter (3), elle se conserve parfois jusqu'au terme régulier de la grossesse, mais elle n'est pas plus grosse à cette époque que dans un œuf de deux à trois mois, et elle se trouve à

(1) Voyez, à ce sujet, *De la Persistance de la vés. omb.*, par Hohl, in *Deutsche Klinik*, 1861, n° 21 ; mémoire que le manque de temps ne nous a pas permis de consulter.

(2) *De l'Œuf et de son développement.*

(3) *Anatomie des schwangern Uterus*, p. 158.

un demi-pouce environ de l'insertion du cordon au placenta. Bischoff a fait la même observation (1).

Au lieu de s'effacer, les vaisseaux omphalo-mésentériques forment quelquefois un cordon, un filament rougeâtre, tantôt libre, tantôt adhérent à l'ombilic. M. Mayer (2) les a trouvés très-distincts chez un monstre à terme.

Spandenberg a publié le cas suivant : Chez un adulte (20 ans), un vaisseau omphalo-mésentérique partait de l'anneau ombilical sous la forme d'un ligament mince ; à un demi-pouce de là, il était plus apparent et descendait jusqu'au milieu de l'espace compris entre l'ouverture de l'ombilic et le pubis, sur la face postérieure du péritoine, précisément au milieu des deux artères épigastriques ; il s'en éloignait ensuite, et, devenu parfaitement libre, se jetait, en passant, entre les circonvolutions de l'intestin grêle, dans une branche de bifurcation du tronc principal de la veine mésentérique inférieure. Il était perméable dans presque toute son étendue et ne fournissait aucune collatérale. L'ombilic ne présentait rien d'extraordinaire à l'extérieur (3). Il n'est pas rare de rencontrer les restes des vaisseaux omphalo-mésentériques flottant dans l'abdomen par une de leurs extrémités, adhérents par l'autre à l'intestin, à 2 ou 3 pieds du cæcum. Dans l'espace de moins d'une année, je les ai observés trois fois à l'amphithéâtre de l'hôpital Necker.

Tiedemann (4) cite le fait suivant : Un fœtus à terme présentait un canal bien distinct, étendu de l'iléon à l'ombilic, où il se terminait en une large vésicule sur laquelle se ramifiaient les vaisseaux omphalo-mésentériques, situés parallèlement au canal.

De l'existence de ces anomalies à celle des diverticules intestinaux, il n'y a pas bien loin. Au lieu de se séparer de l'intestin, le ductus vi-

---

(1) *Développement de l'homme*, p. 158.

(2) *Allgemeine medicinische Zeitung*, 1832 ; num. 73.

(3) In *Journ. compl. des sc. méd.*, t. VI, p. 375.

(4) *Anat. der Kopflosen missgeburten*, tab. IV, p. 66.

tello-intestinal, accompagné des vaisseaux omphalo-mésentériques, persiste, et un canal s'étend de l'iléon à la face antérieure de l'abdomen; dans d'autres cas, cette connexion n'a pas lieu, et l'anse iléo-cæcale rentre dans la cavité abdominale, en entraînant une portion du conduit de la vésicule, qui dès lors, faisant pour ainsi dire partie intégrante de l'intestin, se développe avec lui. Dans le premier cas, on a affaire au diverticule que nous appellerons iléo-ombilical, à cause de ses connexions; dans le second, c'est le diverticule intestinal ou diverticule proprement dit.

Ce sont là des degrés différents d'un même vice de conformation.

L'identité du lieu où on les observe et leurs connexions avec les vaisseaux omphalo-mésentériques attestent de la communauté de leur origine.

§ III. — Diverticule iléo-ombilical.

Le conduit vitello-intestinal a été déchiré et séparé de la vésicule ombilicale; le bout en connexion avec l'intestin ne s'est pas oblitéré et a contracté adhérence avec les parois de l'ouverture abdominale. Il en résulte un canal anormal, qui constitue le diverticule iléo-ombilical. Dans ces cas, on peut quelquefois rencontrer le corps de la vésicule à la partie supérieure du cordon.

Ces diverticules, nés du bord libre de l'iléon, à une distance de 1 à 3 pieds du cæcum, sont le plus souvent coniques, offrant leur plus grand diamètre au point de leur insertion à l'intestin, et se rétrécissant en s'approchant de l'ombilic. Tantôt l'adhérence se fait directement aux dépens des propres parois du canal anormal, tantôt par l'intermédiaire d'un ligament qui se continue avec les vaisseaux du diverticule. M. Verneuil, dans une discussion sur ce sujet à la Société anatomique, décrivit brièvement un diverticule trouvé sur le cadavre d'un nouveau-né, placé sur l'intestin grêle environ à 1 pied de la valvule iléo-cæcale, et fixé à l'ombilic par un tractus fibreux dans lequel on distinguait manifestement un petit canal artériel, distendu par l'injection dont on avait rempli les vaisseaux du sujet. C'était sans doute la veine omphalo-mésentérique (1).

Nous nous étendrons très-peu sur ce sujet, qui, du reste, sera traité dans la partie pathologique à un point de vue plus intéressant. L'étude de ces vices de conformation, commencée par Meckel (2), a été très-négligée depuis, et c'est avec grande peine que nous en avons réuni un certain nombre de cas.

Ces diverticules peuvent passer inaperçus et n'être découverts que par une circonstance fortuite. Francis a observé, chez un homme qui mourut d'entérite, un diverticule iléo-ombilical si adhérent, « qu'on ne pouvait se refuser à croire qu'il existait depuis l'origine de la vie. » Nous verrons, en traitant des étranglements diverticulaires, que plusieurs fois les accidents ont reconnu pour cause la présence d'une pareille disposition. Lorsqu'ils ne se dénotent par aucun symptôme après la naissance, c'est, on le comprend, dans le cas où le rapport entre l'appendice et l'ombilic est établi par une corde fibreuse, vestige ou persistance des vaisseaux omphalo-mésentériques. Quand l'adhérence est immédiate, il en résulte une fistule entéro-ombilicale diverticulaire (voyez p. 31). L'étude anatomique de ces appendices sera complétée à l'article où nous étudierons les fistules dont nous venons de parler.

La relation suivante donnera une bonne idée du rapport des parties lorsqu'il existe un diverticule iléo-ombilical. M. Prestat (4), en étudiant sur un fœtus à terme du sexe masculin un point d'anatomie, trouva un conduit anormal faisant communiquer l'ombilic avec

---

(1) *Bulletins de la Société anatomique*, t. XXVI, p. 368.
(2) *Handbuch der pathologischen An.*, t. I, p. 567.
(3) *New. med. and surg. journ.*, 1811, t. I, p. 113.
(4) *Bulletins de la Société anatomique*, 14e année.

le canal intestinal. La cicatrisation de l'ombilic était complète quoique tendre ; il n'y avait pas, en ce point, d'apparence du passage de matières fécales ; si l'écoulement du liquide intestinal avait eu lieu, il eût attiré l'attention et on aurait fait l'autopsie. Les intestins paraissent sains ; ils sont jaunâtres, à l'exception de la partie inférieure de l'iléon, qui est plus foncée, affaissée, et non remplie de méconium. Le cordon qui va de l'ombilic à l'intestin a le volume d'une plume d'oie et 2 pouces et demi de longueur ; l'abouchement à l'intestin se fait obliquement du côté de son bout supérieur, à la réunion de ses 5 sixièmes supérieurs avec le sixième inférieur.

Le cæcum occupe sa place ordinaire ; son appendice mesure 1 pouce et demi à 2 pouces. Par la pression, les matières contenues dans l'intestin se sont engagées dans le cordon, sont ensuite arrivées jusqu'à l'ombilic, et y ont produit une petite tumeur, qui s'est ouverte, et leur ont livré passage à l'extérieur.

En faisant pénétrer une sonde cannelée par l'ouverture externe, on est arrivé dans une espèce de sinus, qui conduisait dans le canal sus-mentionné et dans la vessie et les artères ombilicales. Le canal était dilatable au point de pouvoir admettre une sonde ordinaire, à l'aide de laquelle on arrivait jusque dans l'intestin.

§ IV. — Diverticule iléal.

Le diverticule iléal est le diverticule proprement dit : d'une part, il est inséré sur l'intestin, dont il présente la structure et dont il peut être considéré comme une dépendance ; de l'autre, il flotte libre dans la cavité abdominale.

C'est celui dont l'étude, tant au point de vue anatomique qu'au point de vue pathologique, tient le plus de place dans ce travail.

Depuis les recherches de Meckel (1), il est à juste titre considéré

---

(1) *Beyträge zur Vergleich. an.*, t. I, cah. 1 ; 1808. — *Ueber die Divert.*, dans Reil, *Arch. f. de Phys.*, t. IX, cah. 3. — *Handb. d. pathol. An.*, t. I, p. 553-597.

comme la persistance d'une partie du ductus vitello-ombilical; il est le résultat d'un arrêt d'évolution rétrograde; de plus, devenant partie intégrante du tube digestif, il subit l'influence des lois qui président à l'accroissement de ce dernier; sa cavité s'agrandit, ses parois se stratifient. Nous avons déjà abordé ce sujet. Nous comptons y revenir à la fin de cette partie, quand nous passerons en revue les différentes opinions qui ont régné dans la science à propos de son mode de développement.

La fréquence de ces vices de conformation est difficile à apprécier. Nous les croyons moins rares qu'on le pense habituellement; par cette raison qu'on les rencontre moins souvent chez l'adulte que chez l'enfant (ceci est encore à démontrer), on a prétendu qu'ils s'effaçaient avec l'âge.

Synonymie. Appendice iléal, digital, digitiforme, en doigt de gant, digitabulum (Haller), processus intestinal, iléal.

Les diverticules vrais sont presque absolument en nombre unique; les cas où l'on en a vu deux ou trois peuvent être considérés, au dire de Meckel, comme une anomalie de l'anomalie. D'ailleur est-il bien certain qu'alors on n'ait pas eu affaire à des faux diverticules?

Ils siégent constamment sur l'iléum, et leur point d'émergence l plus commun est au tiers inférieur de cet intestin, à une distanc plus ou moins rapprochée du cæcum, qui varie entre 1 et 4 pieds.

Entre ces deux extrêmes, il existe de nombreux intermédiaires Exceptionnellement je trouve cette distance restreinte une fois ' 20 lignes, une autre fois (Fano) elle va jusqu'à 4 mètres.

Ils partent, le plus souvent, du bord libre ou convexe de l'intestin, quelquefois des parties latérales, plus rarement du bor mésentérique. Leur émergence a lieu, dans la majorité des cas, ' angle droit; ils peuvent faire, avec l'axe de l'intestin, un angle aig en haut ou en bas. Quand ils naissent vers le bord adhérent de l'iléon, il n'est pas rare de les rencontrer couchés le long du mésentère

La longueur du diverticule oscille, dans les cas que j'ai commentés ou observés, entre 1 pouce au minimum et 7, même 8 pouces au maximum; la longueur ordinaire est de 3 pouces environ.

Leur largeur est en général la même que celle de la partie intestinale correspondante. Dans quelques cas, ils sont plus étroits; dans d'autres, ils sont plus volumineux, et alors plus larges que longs.

La forme des diverticules vrais peut se rapporter à quatre types que nous classons par ordre de fréquence. Ils sont cylindriques; coniques, à grosse extrémité dirigée du côté de l'intestin; coniques avec une disposition inverse; enfin globuleux, mais alors jamais pédiculés.

Nous ne répéterons pas toutes les comparaisons qu'on a faites pour donner une idée de leur forme. L'épithète *digitale* indique assez qu'on les compare à un doigt. Bartholin dit qu'ils ressemblent au pénis, etc. Notons pourtant le rapprochement que presque tous les auteurs ont établi entre ses appendices et celui du cæcum; *appendix processus vermiformis æmulus, novi instar cæci,* voilà des expressions que l'on rencontre à chaque pas dans les descriptions que nous avons parcourues.

La base du diverticule est généralement plus étendue que son sommet; elle s'implante quelquefois sur une dilatation de l'intestin; on y a noté un léger rétrécissement. Le sommet est terminé d'une manière uniforme, et assez brusque, présentant un segment de sphère; tantôt il finit par une ampoule plus ou moins évasée; tantôt il est effilé et pointu; d'autres fois il se recourbe un peu. Il n'est pas rare d'observer en cet endroit (Ruysch, Littre, etc.) des bosselures inégales qui ne sont que des hernies de la muqueuse, en un mot des diverticules faux entés sur des diverticules vrais. On rencontre aussi quelquefois, au sommet de l'appendice, des filaments qui flottent libres. Nous y reviendrons à propos des vaisseaux.

Les parois du diverticule sont aussi épaisses que celles de l'intestin duquel il émane ; au sommet pourtant elles paraissent plus amincies. Au niveau de l'abouchement on a observé un épaississement des tuniques.

Cet orifice de communication est en général de même diamètre que la cavité du diverticule ; il peut loger un doigt, quelquefois deux ; il est bien limité, et se fait quelquefois entre deux valvules conniventes. Bonazzolius (1) y décrit une valvule circulaire ; Meckel a vu l'ouverture rétrécie en haut et en bas par une valvule qui paraissait provenir des parties supérieure et inférieure de l'intestin. Il ajoute que cette disposition semble indiquer la manière dont le conduit vitello-intestinal disparaît normalement, et comment se clôt l'intestin. Pour lui, ce serait là l'indice d'une tendance au retour à l'état normal.

Le D[r] Phœbus (2) a observé un fait dans lequel le diverticule s'ouvrait à l'intestin par deux orifices séparés par une espèce de pont ; l'ouverture supérieure était munie d'une valvule circulaire. Dans un cas récemment soumis à mon observation, j'ai pu constater un mode d'occlusion incomplet, du même genre. Mon collègue et ami Laborde a trouvé, sur le cadavre d'un enfant, un appendice globuleux à base largement implantée sur l'intestin, séparée de celui-ci par une rainure peu profonde. En disséquant cette pièce, j'ai vu, entre autres choses, que le diverticule s'accolait à l'intestin par une surface irrégulièrement elliptique (fig. 4), au milieu de laquelle était percée une ouverture de 5 millimètres de diamètre. La partie elliptique formait une valvule ayant une surface intestinale, et une diverticulaire très-grandes, très-distinctes. J'ai dessiné cette disposition vue du côté du diverticule (fig. 4) et sectionnée verticalement (fig. 5).

---

(1) *Comment. Bononiæ*, t. II, pl. I, p. 141.

(2) *Verandlingen der Keserl. Leop. Carol. Acad. der Nat. Forcher*, t. VII, part. II ; Bresl., 1835.

Structure. — Nous l'avons déjà dit, le diverticule présente quatre tuniques, comme l'intestin ; mais avec quelques différences que nous allons énumérer. Nous consacrerons quelques mots à ses vaisseaux et nerfs.

Le péritoine passe, sans ligne de démarcation, de l'intestin sur l'appendice et lui forme une gaîne complète, intimement adhérente aux couches sous-jacentes.

Quand le diverticule naît du bord adhérent de l'iléon, il peut se faire que le mésentère prenne insertion sur lui (fig. 3). Ce n'est qu'exceptionnellement qu'il existe un mésentère particulier, un méso-diverticule. Il est peu développé, ne s'étend en général qu'au tiers de la hauteur du processus, lequel naît alors des parties latérales ou du bord convexe de l'intestin. — Ce méso concourt à donner à l'appendice la forme recourbée, il contient les vaisseaux de l'organe, et, comme tous les replis séreux, peut s'infiltrer de graisse.

La tunique musculaire contient deux couches. La couche superficielle est composée de fibres longitudinales ; elles font suite à celles de l'intestin ; arrivées à la base du diverticule, elles s'étalent uniformément, ou se réunissent en faisceaux entre lesquels apparaissent les fibres transversales. Sur le corps de l'organe elles s'avancent parallèlement à son axe ; autour de ce corps elles éprouvent dans certains cas un mouvement de torsion comme le montre la figure 3. Au sommet de l'appendice les fibres longitudinales ou bien s'épuisent insensiblement en laissant un point à découvert ou bien se terminent en décrivant une espèce de spirale (fig. 3).

Je n'ai pas trouvé trace de ces fibres dans l'épaisseur de la valvule que j'ai disséquée.

La couche profonde est variable dans son épaisseur ; Sœmmering (1) pensait qu'elle existait seule, tellement il la trouva développée. On a vu les fibres circulaires former comme un sphincter

(1) Baillie, *Anat. de Krkh., Baues,* p. 116.

au diverticule au point de son abouchement à l'intestin. Dans le cas que j'ai représenté (fig. 3), elles étaient à peine marquées; il y en avait quelques-unes dans la valvule. On les voyait très-distinctement dans un autre diverticule que j'ai examiné.

Voici comment elles passent de l'intestin à l'appendice : Un peu avant l'émergence de ce dernier, les fibres transversales de l'iléon commencent à se dévier de leur direction; au milieu de la circonférence du tube, elles s'écartent et tendent à se diriger vers les deux extrémités de son axe; à la base du diverticule ce changement de direction se prononce davantage, et bien plus sur le processus lui-même; là elles présentent encore une légère obliquité vers les fibres de l'intestin; ce n'est qu'à la partie moyenne du corps de l'organe qu'elles deviennent tout à fait transversales.

La tunique celluleuse ne prête à aucune considération intéressante.

La muqueuse, ne présente jamais des valvules conniventes, mais quelquefois des plis transverşaux peu apparents, qui rappellent leur présence. Elle offre les mêmes caractères que la muqueuse intestinale; on y voit des glandes en tube, des glandes folliculeuses isolées, surtout au niveau de l'orifice, d'après Hunauld (1), et quelquefois une plaque de Peyer. Le D[r] Phœbus a observé des follicules clos sur la valvule qu'il a décrite.

Ces valvules sont en presque totalité formées par l'adossement des deux surfaces muqueuses.

Au sommet du diverticule, cette membrane, vu le manque de fibres musculaires, se trouve en rapport avec le péritoine; grâce à la faiblesse des parois en ce point, ellé peut faire hernie, et former les dilatations dont nous avons parlé plus haut.

Les diverticules vrais ont les mêmes vaisseaux, les mêmes nerfs que l'intestin lui-même.

---

(1) *Hist. de l'Acad. roy. des sciences*, 1732, p. 29, n° 2.

Les vaisseaux méritent une mention particulière. Ils sont les restes de la circulation omphalo-mésentérique ; aussi, selon qu'il y a ou non commencement d'atrophie d'une des artères, le diverticule en compte une, ou deux, ce qui est plus fréquent.

Ces artères naissent de la mésentérique supérieure (fig. 2), au moment où ce vaisseau décrit un coude brusque; elles s'accolent à l'intestin perpendiculairement à sa direction en lui abandonnant quelques branches et viennent s'appliquer sur le diverticule, parallèlement à son axe, chacune de leur côté, en s'envoyant mutuellement des branches anastomotiques.

Quand l'artère est unique, la distribution est la même.

Les veines suivent le trajet des artères.

Ces vaisseaux se prolongent quelquefois au delà du diverticule lui-même, l'atrophie ayant atteint le conduit vitello-intestinal, plus près de l'intestin que les vaisseaux omphalo-mésentériques. Ceux-ci forment alors un filament vasculaire, libre, flottant dans l'abdomen ; ce filament peut subir une transformation fibreuse.

Ainsi constitués, les diverticules sont mobiles dans tous les sens ; cette mobilité, jointe à l'action des fibres musculaires, doit faciliter, dans de certaines limites, la sortie des matières et des corps étrangers qui s'accumulent nécessairement dans leur cavité en cul-de-sac.

§ V. — De la coincidence du diverticule avec d'autres vices de conformation.

Les diverticules se rencontrent quelquefois en même temps que des vices de conformation plus accusés et de véritables monstruosités. Les quelques faits que nous allons passer en revue viennent à l'appui de cette assertion. Les anomalies avec lesquelles ils coïncident sont de plusieurs ordres : les unes résultent d'une perversion dans l'énergie de l'activité formatrice ; Baillie (1) a décrit un cas de

(1) *Phil. trans.*, t. LXXVIII, p. 360.

transposition des viscères dans lequel « l'iléon se terminait dans le gros intestin, à gauche de l'abdomen, et présentait un diverticulum d'un volume considérable. »

Les autres tiennent à une exagération de l'activité formatrice : ainsi Melle (1) a trouvé dans une monstruosité gémellaire un appendice iléal sur l'intestin d'un des enfants, immédiatement au-dessus de l'endroit où il se séparait de l'intestin grêle commun.

Klinkosch (2) l'a rencontré à l'intestin grêle commun, dans un cas analogue. Albrecht (3) a observé au point de séparation, une dilatation qui offrait l'aspect d'un troisième estomac, mais qui, d'après Meckel, n'était qu'un appendice.

La coïncidence des diverticules avec des anomalies par arrêt de développement est plus fréquente encore. Meckel (4) les a trouvés en même temps qu'un bec-de-lièvre, une gueule-de-loup, un utérus bicorne, un *spina bifida* des vertèbres lombaires, une hernie ombilicale, une absence de la cloison interventriculaire du cœur, une ossification très-imparfaite des os du crane, une atrésie de l'anus.

Meckel père (5), Sandifort (6) ont fait les mêmes observations.

Otto (7), Rosenmueller (8), Isenflamm (9), Meckel (10), ont rencontré l'appendice coïncidant avec l'absence de l'encéphale et du crâne; Dupuytren (11), avec une exstrophie de vessie, une ectopie

---

(1) *Nova act. nat. c.*, t. VI, p. 153.

(2) *Anat. monstr. bicorp.*, p. 9; Prague, 1767.

(3) *Nova act. nat. c.*, t. II, p. 273.

(4) *Ueb. d. Divertik. am Darmkanal* (*Arch.* de Reil, Bd. IX.

(5) Thamm, *de Genitalium sex seq. varietatibus*, p. 28; Halæ, 1799.

(6) *Obs. anat. pathol.*, liv. III, cap. 1, p. 26.

(7) *Monstr. trium cerebro, atque cranio destitutorum desquis.*; Francf. ad Viadrum, 1808.

(8) *Beitr. f. d. Zergliederungsk*, B. II, H. II, p. 275.

(9) *Idem* *idem.*

(10) *Loc. cit.*

(11) *Bull. de l'École de méd.*, ann. 13 et 14, p. 58.

testiculaire abdominale, l'absence d'une des artères ombilicales, du centre aponévrotique du diaphragme, bec-de-lièvre avec division de la voûte palatine.

Dans les cas d'inclusion fœtale, la présence du diverticule a été constatée. Simmons (1) a décrit un cas doublement intéressant chez une petite fille morte à 2 ans; la tumeur, située au bas de la colonne vertébrale, contenait de la graisse, différents os, etc. etc.; plus un intestin fermé de toutes parts, qui représentait une partie du côlon et de l'iléon, lequel émettait un appendice. La fille qui portait cette tumeur en présentait également un. Dans les *Transactions médico-chirurgicales* (2), sous le titre de *Case of a fœtus found in the abdomen of a boy,* nous trouvons un fait curieux d'inclusion : le fœtus, contenu dans un kyste situé entre les deux feuillets du mésocolon transverse, présentait avec l'enfant qui en était porteur des connexions diverses, dont l'étude sortirait de notre sujet. Mais la disposition suivante doit attirer l'attention : de la paroi interne du kyste, partait un cylindre charnu, un peu conique, qui, par son sommet, venait se terminer à l'ombilic du fœtus inclus. A la coupe de cette partie, il s'écoula une masse noire visqueuse, analogue au méconium dont plusieurs anses intestinales étaient remplies; l'ouverture qui donna issue à cette matière conduisait par un petit trajet à l'intestin grêle, terminé en haut en cul-de-sac, comme le côlon avec lequel il s'abouchait. L'auteur de cette observation regarde ce canal comme un anus; mais son siége, sa disposition, l'ont fait considérer par Meckel comme le *ductus umbilicalis.*

Nous empruntons à Meckel (3) le cas suivant sur lequel il étaie fortement sa théorie de l'origine des diverticules : vices de conformation divers, perforation de la cloïson interventriculaire du cœur, etc. L'anus et le rectum manquaient; le côlon, renflé par le

(1) *Medic. facts and obs.,* t. VIII, p. 1-15; Lond., 1800.
(2) *Med.-chir. trans.,* publ. by the med. and chir. Soc. of Lond., 1809, t. V.
(3) *Arch.* de Reil, t. IX.

méconium, s'ouvrait dans un corps très-musculeux, long de 5 pouces, large de 2, occupant toute la largeur du petit bassin ; ce corps paraissait formé par la vessie et le rectum. Dans cet endroit, s'ouvraient aussi deux canaux éjaculateurs, dont le droit conduisait à un testicule situé dans le petit bassin, et le gauche se terminait en cul-de-sac. C'est là aussi qu'on trouva l'embouchure de l'uretère gauch venant du rein correspondant ; l'uretère et le rein droits n'existaien pas. De l'extrémité droite, antérieure et supérieure de ce corp vésico-rectal, on pouvait arriver, par une petite ouverture, dans un cavité arrondie, membraneuse, vésiculaire, longue et large de plu de 1 pouce, qui avait formé la hernie ombilicale, et que Meckel co sidère comme l'ouraque ; à ce même ombilic, se terminait en cul-d sac un appendice iléal.

Nous pourrions multiplier les citations, mais sans avantage ; peu être même avons-nous été trop long sur ce sujet.

§ VI. — De la présence du diverticule chez les animaux vertébrés.

L'homme n'est pas le seul qui présente cette anomalie ; on constatée chez le singe. M. Goubaux, professeur d'anatomie à Alfo m'a dit l'avoir rencontrée une fois chez la brebis et chez le chie On sait que chez cet animal la vésicule ombilicale persiste à l'état vestige pendant quelque temps dans l'abdomen.

M. Goubaux a bien voulu me communiquer quelques renseign ments à ce sujet ; ils sont d'autant plus intéressants qu'ils renferm des détails très-précis (1) :

« Chez une brebis du troupeau de l'École d'Alfort, qui a été crifiée le 15 janvier 1855, on a trouvé vers la partie moyenne la longueur de l'intestin grêle un diverticulum ou sorte de cæcu d'une longueur de 9 centimètres et d'un calibre égal à celui de l'i

(1) Je prie M. Goubaux de recevoir ici mes remercîments pour le bienveill empressement avec lequel il a mis cette note à ma disposition.

testin grêle. Les parois avaient la même structure que celle de l'intestin. On voyait à travers leur épaisseur qu'une glande de Peyer se prolongeait un peu dans l'intérieur de ce diverticulum.

« L'extrémité inférieure de ce diverticulum était libre, d'une consistance plus molle que le reste de sa longueur. Cette différence de consistance se faisait remarquer dans une étendue de $0^{m},015$ au-dessus de l'extrémité libre ; il semblait que ce conduit s'était fermé par une cicatrice.

« Tout son calibre communiquait directement avec l'intestin grêle.

« Chez un chien monstrueux (famille des polyméliens, genre pygomèle), dont j'ai donné la description à la Société de biologie (voir *Comptes rendus*, 1850, p. 185), voici ce que j'ai dit relativement à l'intestin qui portait un diverticulum. L'intestin grêle est bifurqué ; une de ces bifurcations vient se terminer en cul-de-sac à l'ombilic et l'autre se continue jusqu'au cæcum.

« *Nota*. Je croyais avoir donné plus de détails. Ce diverticulum avait environ $0^{m},05$ de longueur. Ses parois étaient de même nature que celles de l'intestin ; sa cavité contenait la même matière que l'intestin. »

On peut voir aussi un diverticule sur l'intestin du *lepus pusillus*.

Mais ce qui, dans ces cas, est anormal est une disposition normale chez quelques reptiles et la plupart des oiseaux. Wolff (1) a vu le conduit vitellin se transformer dans l'abdomen, en laissant vers la partie inférieure de l'intestin grêle un appendice terminé en cul-de-sac. Ce diverticule est constant dans son siége, dans sa forme ; on le rencontre toujours chez les poules d'eau, les courlis, les râles des genêts, les barges, les cygnes, les canards, les oies (Morgagni), les cormorans, etc.

« Chez les oiseaux, dit M. Goubaux dans la communication précitée,

---

(1) *De Formatione intest.*, in *Nov. Comment. petrop.*, t. XII.

on rencontre constamment sur la longueur de l'intestin grêle un petit diverticulum plus ou moins long, suivant les espèces. Il est conique et sa pointe est dirigée en avant. Chez un coq, j'en ai trouvé deux : l'un était à $0^m,790$ et l'autre à $1^m,240$ en arrière du gésier.

« Sur 30 poules ou coqs, j'ai constaté que la situation de ce diverticulum varie de $0^m,820$ à $1^m,350$ en arrière du gésier. »

Les rapaces et les passereaux ne conservent pas de trace de l'appareil vitellin.

Chez quelques struthidées, le diverticulum est remplacé par un sac renfermant de la substance vitelline altérée. Siebold (1) a vu sur un casoar adulte un sac rempli d'une substance noirâtre, caséiforme, dont l'orifice à l'intestin était fermé. Sur ses parois, on distinguait les restes des vaisseaux omphalo-mésentériques.

Chez les poissons cartilagineux, outre le sac vitellin extérieur, on en rencontre un intérieur ou abdominal. Ce double sac se détache du fœtus et est maintenu par un pédicule creusé d'un canal, lequel s'ouvre dans le commencement de l'intestin moyen par une valvule spirale; chez certaines espèces, le vitellus est toujours rentré à la naissance. Les jeunes aiguillats, au contraire, nagent pendant quelque temps avec leur vitellus extérieur appendu au ventre. Chez les squales ovipares, ce sac a disparu au moment de l'éclosion ; mais le vitellus abdominal est encore considérable, il subsiste en rudiment jusqu'à l'âge adulte (2).

Ainsi ce qui est un fait normal dans certaines espèces est une anomalie dans d'autres. Cette circonstance a une bien grande importance au point de vue de la philosophie de l'histoire naturelle; car cette présence du diverticule, même comme anomalie, proclame la grande loi d'unité de composition, d'unité organique.

---

(1) Carus, *Erläuterungstafeln*, H. IV, pl. VI.

(2) Voy. Cuvier, *Hist. nat. des poissons*, t. I, p. 541.

§ VII. — Des opinions émises sur le mode de formation des diverticules vrais.

Les anatomistes qui les premiers ont rencontré des diverticules se sont contentés de constater le fait en manifestant leur étonnement. Ruysch (1) se contente d'établir que leur siége est constamment à l'iléon.

Littre (2) et Méry (3) admettent que leur formation remonte toujours à celle d'une hernie ; c'est une propulsion de toutes les tuniques de l'intestin. Ils font pourtant mention de la possibilité d'une formation primitive, mais c'est pour la rejeter.

Tous les auteurs de cette époque sont très-explicites à cet égard. Ainsi Schlichting (4) décrit un diverticule trouvé dans une autopsie, et il ajoute : « Omnes mirabantur quod esset novi ; ego judicabam « herniam præcessisse in juventute, ubi prolapsum intestinum a « latere expansum fuerat, dilatum, et peritonei exemplo in saccum « transmutatum. »

Mais vient Morgagni (5), qui jette le doute sur ces théories : « Gardez-vous bien de croire, dit-il, qu'ils soient tous contre nature et surtout qu'ils soient tous formés par un côté de l'intestin tombé dans le petit sac d'une hernie ; ceux qui ont des fibres aussi remarquables que dans l'intestin existent depuis la naissance. » Dès lors les deux opinions sont mises en balance. Haller (6) ne paraît pourtant en tenir aucun compte et leur assigne une origine toute mécanique,

---

(1) *Th. anat.*, VII, p. 7, n° 15 ; Amst., 1726.
(2) *Mém. de l'Acad. roy. des sciences*, 1700, p. 294.
(3) *Mém. de l'Acad. roy. des sciences*, 1701, p. 272.
(4) *Nova act. nat. cur.*, t. VI, p. 105, obs. 11.
(5) *De Sed. et caus. morb.*, epist. 34, art. 17.
(6) *Element. phys.*, t. VII, p. 97.

quand il dit: «Adparet (l'appendice) lascata ubi musculosa mem-«brana aerem et fæcem a vicinis fibris transversis promotam, in-«cumbere in hanc partem minus resistentem, maxime dum simul «intestinum breve fit et duæ ejus fines ad se invicem accedunt, «eaque comprimunt quæ intestino continentur.» Tandis que Ludwig, qui a écrit un assez long travail à ce sujet, discute la question, et ne paraît pencher vers aucune des deux opinions.

Plus tard et presque en même temps, quatre anatomistes allemands émettent desidées opposées. Il en est résulté une lutte scientifique des plus intéressantes où le dernier a remporté la victoire.

Oken (1) veut que les diverticules soient purement accidentels; nous avons déjà dit qu'il considérait le cæcum comme le point d'abouchement du canal de la vésicule ombilicale et l'appendice vermiforme comme le vestige de ce canal.

Fleischmann (2) suppose que les diverticules sont le produit d'une force plastique trop active; pour lui, ce sont des parties exubérantes qui doivent naissance à une foule de causes qu'il énumère et qui ne nous paraissent pas devoir mériter la citation.

Lucae (3), admettant que l'intestin se forme de deux parties qui se réunissent ensuite, pense que l'une d'elles s'allonge et se développe pour constituer le canal digestif, tandis que l'autre reste pour ainsi dire stationnaire et devient le diverticule.

Enfin Meckel (4), que nous avons déjà eu l'occasion de citer bien des fois, détruit ces hypothèses et établit que le diverticule vrai est congénital; qu'il est le résultat de la persistance du conduit vitello-in-

---

(1) In Jenaer, *Literatur Zeitung*, 1815, n° 26.

(2) *Leicheneffnungen*, p. 100.

(3) *Anat. Bemerk. üb. d. Div. am Darmkanal*, etc.; Nür., 1813.

(4) Pour plus amples détails, consultez le 3e volume de l'*Anatomie* de Meckel, traduit par Jourdan (Paris, 1825), et les articles du tome II du *Journal complémentaire des sciences médicales*, p. 119.

testinal, et que, pour cela même, il a toujours son siége à l'iléon, à peu de distance du cæcum.

De nombreuses objections surgissent; il y répond par de nombreux mémoires et les réfute. Actuellement, ses idées sont généralement adoptées.

Bibliographie.

En dehors des faits que nous avons cités dans tout le cours de ce travail, on trouve des mentions ou des descriptions de diverticules vrais dans :

Meïbomius, *de Vasis palpebr.*, Helmst., 1688, p. 6; à la bibl. de la Faculté, sous le titre de *Mélanges,* t. CI, p. 128. — Verheyen, *Anat. corp.*, édit. Brux., lib. I, tract. 2, tab. 6, fig. 3. — Schacher, d'après un anonyme, in *Bresl. Samml. nov.*, 1721, p. 541.—Swinger, *Act. nat. cur.*, t. I, obs. 82, p. 157. — Weitbrecht, *Comm. Acad. scient. petrop.*, t. IV, 1729, p. 262, t. XXIV, fig. 1 et 2.— Amyand, *Philos. trans.*, t. XXXIX, 1735 et 36. — Delius, *Amœn. acad.*, Lips., 1745, déc. 2, p. 93, et *Nov. a. n. cur.*, t. VI, obs. 3, p. 11.— Walter, *Mus. anat.*, t. I, p. 275. — Sandifort, *Obs. an. pathol.*, lib. I, p. 121, tab. 8, fig. 8.— Fabricius, *Animadv. var. argum. med. Helmst.*, édit. Janu. 1750, p. 22. — De Horn, dans Rich. d'Hautesierk, *Rec. d'obs. de méd. mil.*, t. II, p. 619. —J.-Fr. Consbruch, *Nov. act. nat. cur.*, t. VI, p. 9, obs. 2. — Tabarrani, *Atti dell' Acad. della sc. di Siena,* 1767, t. III, p. 99. —Greding, in Ludwigii *Adv. med. pract.*, t. III, p. 691. —Gebhard, *Adv. med* ., p. 37. — Elsner, Metzger *Ger. med. Beobacht.*, 1781, 2 th., p. 122. — Heusinger, *Zeitschr. f. org. Physik,* Bd. I, H. II, n° 6. —Palfyn, *Anat. du corps humain,* 5e partie, p. 67.— Otto, *Monstror. trium cer. atque cranio destit. disquis.;* Francf., 1808. — Bose, *de Diverticulis intestinorum,* sept. 1779, in-4°, traité complet que nous n'avons pu nous procurer.

Plusieurs présentations de diverticules ont été faites à la Société anatomique, par MM. Broca (t. XXVI, p. 358 ; 1851), Leudet, (t. XXVII, p. 98 et 128), Duchaussoy (1852, p. 82, 1853, p. 120); nous en avons cité d'autres dans différents endroits de notre travail.

PARTIE PATHOLOGIQUE.

Les diverticules peuvent rester inoffensifs pendant toute la vie : c'est là ce qui se passe le plus fréquemment ; mais, sous l'influence de causes que nous étudierons dans le cours des chapitres suivants, ils apportent dans l'état de santé des troubles divers.

La présence du diverticule iléo-ombilical détermine quelquefois la formation d'une fistule, que nous décrirons sous le nom de *fistule entéro-ombilicale diverticulaire.*

Les diverticules vrais, proprement dits, s'enflamment, contractent des adhérences avec les parties voisines et deviennent ainsi une cause d'étranglement interne.

Il arrive encore que, libres par leur extrémité en cul-de-sac, ils forment autour d'une anse intestinale un nœud qui amène les mêmes accidents.

Enfin les appendices intestinaux se déplacent et viennent s'engager dans les anneaux de l'abdomen et constituer les hernies diverticulaires.

I.

FISTULE ENTÉRO-OMBILICALE DIVERTICULAIRE.

Nous avons vu que l'évolution de la vésicule ombilicale rendait parfaitement compte des rapports du diverticule avec l'ombilic. Nous avons traité ce sujet au point de vue physiologique et anatomo-pathologique, et la connexion, l'adhérence, qu'il y ait ou non abouchement du canal à la surface cutanée, a été le fait prédominant de cette étude. Actuellement c'est la fistule diverticulaire, considérée en elle-même, qui va nous occuper, au point de vue des signes qu'elle offre à notre observation et des accidents dont elle peut devenir le point de départ.

Nous devons d'abord distinguer deux cas, d'après l'état dans lequel se trouvent les intestins au-dessous de la fistule, *A*. Ils sont perméables; *B*, le cours des matières ne peut s'y effectuer parce que leur calibre est rétréci ou parce qu'ils n'existent pas.

A. La fistule n'existe pas à la naissance; à ce moment la présence du diverticulum dans le cordon est quelquefois annoncée par une épaisseur plus considérable de ce dernier et quelquefois par du gargouillement à la pression (obs. IV).

Soit qu'elle se produise à la suite de la chute du cordon, soit qu'elle reconnaisse pour cause une ligature portée sur un tel appendice, la fistule se montre du quatrième au dixième jour de la vie.

Au milieu de la cicatrice ombilicale, on aperçoit un petit pertui qui laisse suinter de la matière puriforme présentant quelquefoi l'odeur stercorale. Autour de ce pertuis, se développent des bour geons, et c'est souvent en voulant détruire ces exubérances char nues que l'on agrandit l'ouverture de la fistule. Un stylet introdui par cet orifice pénètre dans un canal assez long, étroit, et très-pe dilatable. M. Cruveilhier (1) ne connaît pas d'exemple de fistul entéro-cutanée congénitale pouvant remplir la fonction d'un anu contre nature. Heureusement que dans cette variété, les selle continuent à se faire par l'anus, lequel est normalement constitué

La quantité de l'écoulement est peu abondante; il peut se tarir un commencement de cicatrisation se produire, puis, après un cer tain intervalle de temps, l'issue des matières se montrer de nou veau. Les fistules s'oblitèrent quelquefois spontanément, témoin l fait suivant :

---

(1) *Ann. path.*, t. II, p. 596.

OBSERVATION Ire.

Un enfant présenta, huit jours après sa naissance, un fongus de la région ombilicale, fongus que l'on attribuait à des tractions immodérées faites par la nourrice sur l'extrémité du cordon ; il fut détruit en peu de jours par les caustiques. Les liquides du canal intestinal commencèrent à s'écouler par l'ombilic ; puis, une bronchite étant survenue, on vit dans les accès de toux une portion d'intestin poussée au dehors et laissant passer des matières par une ouverture située à son centre ; plus tard la cicatrisation se fit spontanément. Un an après, l'enfant étant mort d'une affection de poitrine, l'autopsie fit voir qu'un diverticulum, né à 1 pied et demi environ au-dessus du cæcum, était étendu à la convexité de l'intestin grêle, à l'ombilic, auquel il adhérait fortement (1).

La fistule ombilicale demeure quelquefois stationnaire, sans produire d'accident, puis, sous l'influence d'agitation, de cris, d'efforts, il se produit par l'ouverture cutanée un prolapsus de la muqueuse intestinale. C'est ce que présentait, à un faible degré, le petit malade de l'obs. 1.

Il se forme une tumeur rouge, offrant tous les caractères de la membrane interne de l'intestin ; elle est tantôt simple, ayant la forme d'un champignon, plus ou moins pédiculée ; tantôt bilobée. Dans le premier cas, à travers le canal de l'appendice, s'effectue la propulsion de la paroi exactement opposée à celle où s'abouche cet appendice (obs. IV). Dans le second, il y a, comme dans les anus contre nature proprement dits, extraversion du bout inférieur et du bout supérieur de l'intestin ; ce dernier offre une longueur plus considérable.

L'intestin, ainsi retourné, peut être irréductible, étranglé, et cela paraît être dû à un engorgement de l'intestin dont les diamètres

(1) W. King, *Guy's hosp. rep.*, octobre 1843, et *Archives gén. de méd.*, 4e série, t. IV, p. 225.

ne sont plus en rapport avec ceux de l'ouverture étroite qui leur a livré passage. L'irréductibilité peut encore tenir, en partie du moins, à une autre cause : dans ce renversement, la séreuse est contre la séreuse; on comprend que pour peu que l'inflammation atteigne les deux membranes en contact, il y aura une adhérence (obs. IV); celle-ci maintiendra les rapports anormaux et empêchera le dédoublement des surfaces nécessaire à la réduction.

Ces prolapsus obstruent ainsi complétement le canal intestinal et mettent obstacle au cours des matières fécales; il s'ensuit le cortége de symptômes graves propre à leur arrêt, et la mort, si la réduction ne peut être obtenue, en est la conséquence fatale.

Nous faisons suivre cette courte description du résumé de quelques observations qui mettront en lumière les faits que nous venons d'avancer.

OBSERVATION II.

Un enfant de 6 mois et demi, ayant facilement des selles par l'anus, présentait depuis sa naissance un léger suintement jaunâtre de matières fécales ou à odeur fécale par l'ombilic, autour duquel se sont bientôt développés de petits bourgeons charnus; tout à coup il sortit par cette ouverture deux anses d'intestin; l'une, longue de 28 centimètres, l'autre de 2 à 3; toutes deux retournées et terminées brusquement, présentant à cette extrémité un orifice par lequel la muqueuse rouge et tomenteuse semblait rentrer; au point où les deux anses se séparaient, il y avait une sorte de corde tendue faisant pour ainsi dire office d'éperon; on crut qu'une portion intestinale avait été comprise dans la ligature du cordon, d'où un amas contre nature et plus tard une double invagination. M. Jobert tenta vainement le débridement et la réduction. L'enfant mourut; la lésion siégeait à 8 centimètres au-dessus du cæcum. « C'est à travers une sorte d'appendice perforé que les deux bouts d'intestin se sont invaginés; » un diverticule a été lié avec le cordon, et c'est dans le canal qu'il formait que les bouts supérieur et inférieur ont produit un véritable prolapsus; la bride que M. Dufour a qualifiée d'éperon n'est que la paroi postérieure de l'intestin, exactement opposée à la lumière du diverticule (1).

(1) *Bull. de la Soc. anat.*, t. XXVII, p. 253.

OBSERVATION III.

M. Siebold (1) a observé un cas analogue; l'anus contre nature ombilical laissait passer un liquide jaunâtre et quelquefois des bulles de gaz; dans la troisième semaine qui suivit la naissance, les parties environnantes s'étant gangrenées, l'ouverture fistuleuse augmenta, l'intestin grêle en sortit graduellement en formant deux renflements; il présentait en haut et en bas une inversion complète, de sorte que la muqueuse rouge et injectée était devenue visible; on élargit l'ouverture et on réduisit l'intestin, mais l'enfant mourut quelques heures après. A l'autopsie, on trouva un diverticule de trois quarts de pouce de longueur, émergeant de l'intestin sous un angle droit, et s'étendant jusqu'à l'ombilic, où il se terminait par une ouverture étroite.

OBSERVATION IV.

Un enfant mâle, bien constitué, présentait à la naissance une épaisseur considérable du cordon ombilical près de l'ombilic et du gargouillement à la pression en ce point; le cordon tomba le neuvième jour, et l'ombilic paraissait normal à l'inspection superficielle; mais, en le dépliant, on trouva au fond une petite caroncule charnue, rouge; le lendemain il y existait une petite ouverture entourée d'un bord rouge, et, deux jours plus tard, l'enfant ayant beaucoup crié, il était sorti de l'orifice une masse charnue de la grosseur d'une framboise. Sur son sommet on voyait une ouverture; elle laissait pénétrer une sonde élastique fine à une profondeur de 6 à 7 pouces. Le retrait de la sonde était suivi d'un peu de liquide jaunâtre, et le linge qui recouvrait l'ombilic avait des taches de matière intestinale verdâtre et desséchée. La pression réduisait momentanément la tumeur; l'enfant se portait bien du reste, avait uriné et eu des selles normales par l'anus naturel.

Huit jours après, l'enfant avait été agité, avait crié ; il était sans selles depuis trois jours; au devant de l'ombilic, se trouvait en travers une masse brune rouge, luisante, tendue, longue de 3 pouces et portée par un pédicule enfoncé dans l'ombilic. Il était évident que l'on avait devant les yeux la surface muqueuse, et cette extraversion pouvait s'être faite à travers un diverticule de l'iléon, ou par

---

(1) Cité par le Dr Schröder, thèse inaug. de la Faculté d'Erlangen; Augsbourg, 1854.

un anus anormal formé à la paroi antérieure de l'intestin, adhérente à l'ombilic. L'autopsie démontra la vérité de la première supposition. A 9 pouces au-dessus du cæcum il existait un diverticule long d'un pouce, ouvert à l'ombilic; c'est par cette ouverture que la paroi postérieure de l'intestin grêle avait été poussée, la muqueuse en avant, et avait formé la tumeur pré-ombilicale. Dans l'intérieur de la tumeur, les deux séreuses étaient adossées et légèrement agglutinées (1).

B. Lorsque l'intestin est congénitalement rétréci, oblitéré, ou n'existe pas, les faits prennent une gravité bien plus grande. En effet, la partie qui est appelée à remplacer l'anus dans ses fonctions est inapte par son étroitesse à permettre l'issue facile des matières.

Les quelques cas de ce genre que nous avons trouvés se ressemblent par plusieurs points; ils ne varient que dans le degré de l'arrêt de développement de l'intestin inférieur au diverticule. Ajoutons que presque tous présentaient des dispositions insolites de l'ombilic et d'autres vices de conformation.

C'est ainsi que dans les cas de Littre (2), de Méry (3), de Voisin (3), le côlon manquait entièrement; dans ceux de Klein (5), Delphini (6), il n'y avait qu'une dépression légère à l'anus, le côlon finissait en cul-de-sac. Dietrich (7), Meckel (8), rapportent des faits dans lesquels le côlon se terminait de même au niveau du sacrum. Chez les enfants observés par Merklin (9) et Housset (10), l'anus manquait aussi.

---

(1) Genesius, de Halle, *Journ. f. Kinderkrankh.*, 1858, n°s 1 et 2.
(2) *Mém. de l'Acad. des sciences*, 1709, p. 13.
(3) *Hist. de l'Acad. des sciences*, 1700, p, 33.
(4) *Recueil périod.* de Sédillot, t. XXI, p. 396.
(5) *Nov. act. nat. cur.*, t. I, p. 146.
(6) *Op. sc. di Milano*, t. VI, p. 21; 1783.
(7) Zadig, in *Friese Arch. d. pr., H.*, Bd. XV, p. 485.
(8) *Handbuch der path. Anat.*, t. I, p. 567.
(9) *Misc. nat. cur.*, dec. 1, ann. 8, obs. 46.
(10) *Hist. de l'Acad. des sciences*, 1772, p. 42.

D'autres fois l'anus existe, il est bien conformé, mais il y a un point de l'intestin qui est le siége d'un rétrécissement. Voici un fait de ce genre :

OBSERVATION V.

Un enfant venu à terme, âgé de 3 jours, offrait, à l'ombilic, une tumeur du volume d'une noisette, sur laquelle les téguments s'étendaient jusqu'à la distance d'un quart de pouce environ, et de la partie supérieure de laquelle sortaient les vaisseaux ombilicaux, en apparence entièrement différents d'elle. Elle simulait une hernie de l'intestin dans le cordon ombilical, et, à son extrémité inférieure, on observait une fente, par laquelle s'écoulait le méconium. Peu de temps après la naissance, l'enfant fut pris de vomissements et de convulsions. Tous les aliments qu'on lui faisait prendre étaient rejetés par la bouche, ou sortaient par la fente; rien ne passait par l'anus, et ce ne fut que quelques instants avant la mort qu'on vit cette ouverture donner issue à une petite quantité de méconium et de mucosités. A l'ouverture du cadavre, on trouva le canal intestinal conformé comme à l'ordinaire, depuis l'estomac jusqu'à la portion renflée de l'intestin, une partie de l'iléon était herniée et ouverte. Il y avait bien continuité sans interruption entre cette partie et le restant du canal intestinal, mais la continuité était opérée par un conduit étroit; l'orifice de ce conduit, dans la portion inférieure de l'intestin, était trop petit, se trouvait situé de côté, et descendait en outre avec tant de rapidité, que le passage des matières contenues dans le tube alimentaire présentait de très-grandes difficultés; aussi toute la portion du canal inférieure à ce point, en particulier le côlon entier, était-elle beaucoup plus étroite que l'intestin grêle (1).

Le diverticule, dans tous les cas, est très-étroit et ne pourrait suffire à la sortie des matières; de plus, la tendance normale de l'ouverture cutanée à se fermer peut se réaliser après la naissance; dans le cas de Voisin, elle s'est oblitérée du septième au neuvième jour.

Si un prompt secours n'est apporté à l'enfant, il ne tarde pas à

(1) *The Edinburgh med. and chirurg. journ.*, t. VII, n° 13.

succomber. L'enfant cité par Dietrich vécut 4 jours; celui de Klein, 10; celui de Voisin, 14; dans le fait de Delphini, la vie put se prolonger pendant un mois; mais l'ouverture fistuleuse donnait en partie passage aux matières.

Pendant mon internat à l'hôpital Sainte-Eugénie, j'ai pu observer un cas plus malheureux encore, car le rétrécissement intestinal commençait au-dessus de l'abouchement du diverticule ombilical et s'étendait jusqu'au rectum. Le voici dans tous ses détails :

OBSERVATION VI.

Le 18 août 1861, on apporte à la consultation de chirurgie (hôpital Sainte-Eugénie, service de M. Marjolin) le nommé S..... (Henri), âgé de 6 jours, né à terme, de parents biens conformés et non consanguins.

Cet enfant, qui n'a pas encore pris le sein et n'a été nourri qu'avec de l'eau sucrée, est maigre et chétif; le cordon est tombé, la cicatrisation n'est pas terminée; l'ombilic est le siége d'un léger écoulement puriforme.

Depuis sa naissance, aucune matière n'est sortie par l'anus. Il y a eu plusieurs vomissements à odeur stercorale; c'est par la bouche que le méconium a été rendu.

On pense de suite à une imperforation du rectum ; l'anus est normal ; le doigt, introduit dans le rectum, fait connaître qu'il en est de même de la portion inférieure de cet intestin ; à une hauteur de 5 centimètres, ce dernier se rétrécit au point de ne pouvoir admettre la pulpe du doigt auriculaire ; une sonde de femme pénètre avec peine dans la cavité intestinale et est arrêtée après un trajet de 4 centimètres environ; il ne s'écoule, pendant ces manœuvres, que quelques mucosités demi-concrètes; aucun gaz, aucune matière ressemblant à des fèces ou en ayant l'odeur.

Une petite quantité d'eau injectée avec une certaine force ressort presque aussitôt.

Le volume de l'abdomen n'est pas exagéré; il y a un peu d'affaissement du côté gauche; tout le ventre est sonore, sauf au niveau de la ligne médiane, où l'on perçoit un peu de matité.

Évidemment, dans ce cas, on a affaire à un obstacle au cours des matières fécales; mais quelle est sa nature, son siége, son étendue? c'est ce qu'il était presque impossible de décider.

L'âge de l'enfant, sa faiblesse, éloignent l'idée d'opération, qui, vu l'ignorance où l'on est du siége précis de l'obstacle, n'aurait pu être qu'un anus artificiel.

En effet, on connaît bien le commencement du rétrécissement; mais jusqu'à quel point de l'intestin remonte-t-il? La presque uniformité des parois abdominales n'éclaire en rien le diagnostic à ce sujet. Ce rétrécissement est-il unique ou n'est-ce pas un de ces cas d'imperforations multiples (1) congénitales?

On a vu l'obstacle n'être constitué que par des mucosités concrétées et accolant les parois intestinales. Dans cette hypothèse, afin d'amener la contraction de ces dernières et favoriser la désobstruction du canal, on administra 1 gramme de follicules de séné dans 120 grammes de véhicule. On soutint l'enfant avec un peu de lait, de vin, d'eau sucrée. Il rendit tout ce qu'il avait pris. Le 20, il vivait encore et paraissait se soutenir. Devant une telle résistance, M. Marjolin pensa qu'il y avait quelque chose à tenter et décida l'opération de l'anus artificiel. L'ignorance où il était du siége de l'obstacle, le léger aplatissement du côté gauche, lui firent donner la préférence au procédé de Callisen. L'opération étant faite dans les règles, on rencontra le rein; on l'écarta et on chercha en vain le côlon ascendant; une anse intestinale, fortement distendue, se présentant, on la fixa et on l'ouvrit; il sortit par l'incision des matières jaunes, liquides, en grande abondance. Le lendemain, l'enfant était bien affaibli; le ventre était plus tendu, légèrement violacé, la peau de la figure ridée et revenue sur elle-même, le pouls petit; les extrémités se refroidissaient. L'écoulement des matières avait lieu par l'anus artificiel. Le 22, à une heure de l'après-midi, l'enfant mourut.

Autopsie. En pratiquant l'incision de la peau de l'abdomen, je m'aperçois que les mouvements de celle-ci se transmettent à la masse intestinale et plus spécialement à une circonvolution énormément dilatée répondant à la région ombilicale et se dirigeant obliquement de bas en haut et de gauche à droite.

Recherchant quelle pouvait être la cause de cette particularité, je trouve un cordon assez volumineux qui, placé au milieu des vaisseaux ombilicaux, met l'intestin en rapport avec l'ouverture cutanée. Un stylet poussé dans l'ombilic rencontre avec quelque peine un orifice étroit conduisant dans un canal un peu plus large, et de là dans la dilatation intestinale dont nous avons parlé. En écartant et en soulevant cette dernière, je constate que le reste du tube digestif est situé profondément et réduit au volume d'une plume d'oie. Ayant séparé et disséqué la pièce, j'observe la disposition suivante : L'intestin grêle est plus large que l'âge de l'enfant ne le comporte, et son calibre augmente graduellement jusqu'à une distance de 1 mètre 80 centimètres à partir du pylore; en ce point, il mesure 2 centimètres et demi de diamètre, puis brusquement il se dilate

(1) Voyez à ce sujet (*Gazette médic.*, 1861, p. 578) l'intéressante observation de mon excellent ami et collègue Laborde.

(fig 7), et son diamètre dépasse 4 à 5 centimètres. Après 14 centimètres, cette dilatation forme un cône aplati dont le sommet répond à un rétrécissement considérable (0^{m},007 de diamètre). Ce canal rétréci (fig. 7), après un trajet de 1 centimètre, se bifurque ; une portion courte (3 centimètres et demi) se dirige vers l'ombilic (c'est celle par laquelle j'avais introduit le stylet) ; une autre se continue jusqu'à la partie supérieure du rectum, où une nouvelle dilatation commence.

Reprenons l'étude de chacune de ces parties :

La portion dilatée ne présente rien de particulier. L'anus contre nature a été pratiqué sur l'iléon à 86 centimètres du pylore et à 1 mètre 8 centimètres du commencement du rétrécissement.

La portion rétrécie est réduite au volume d'une plume d'oie et donne au toucher la sensation d'un canal plein ; il n'y a pas d'aspect différent pour le petit et le gros intestin ; une légère dilatation (fig. 7), située à 24 centimètres du commencement de la dilatation, fait soupçonner la place du cæcum, qu'indique nettement un appendice vermiforme relativement développé (4 centimètres). Le côlon ascendant est situé sur la ligne médiane. Arrivé au niveau de l'extrémité supérieure du rectum, le canal digestif reprend ses dimensions normales, pour venir se terminer à l'anus, comme l'examen pendant la vie nous avait permis de le constater.

La courte portion de bifurcation est un diverticule de l'intestin de 3 centimètres de longueur, un peu plus volumineux que la portion que nous venons d'étudier, légèrement aplati ; il présente deux extrémités, une ombilicale, l'autre intestinale : la première est située en arrière de l'ouraque, entre les deux artères ombilicales, au-dessus d'elles, au-dessous de la veine ; elle adhère fortement au pourtour de l'anneau ; la seconde s'insère à angle obtus sur le bord convexe du canal rétréci. Une pince à dissection, introduite par l'ombilic, dilate avec peine les parois du canal anormal.

Conformation intérieure. On ne peut faire refluer les matières de la portion dilatée dans la portion rétrécie ; elles sont arrêtées par une valvule semi-lunaire (fig. 7) dont le bord tranchant regarde le bord convexe de l'insertion. Cette valvule est située exactement à l'endroit où l'iéon change de diamètre. Au point de jonction entre le diverticule et le bout inférieur existe aussi une pareille valvule, de sorte que le canal de l'appendice vient se jeter dans un espace limité de chaque côté par une cloison valvulaire.

L'extrémité supérieure du canal anormal présente sur ses parois (fig. 8) les points d'oblitération des artères et veines ombilicales. Un peu au-dessous, on peut constater une ligne circulaire, un peu sinueuse, espèce de rebord déchiré qui limite la tunique muqueuse et indique sa terminaison.

Le diverticule et l'intestin rétréci sont remplis de matières concrètes, blanchâtres, grumeleuses, assez adhérentes à la surface muqueuse; ce sont des mucosités mélangées à des débris d'épithélium intestinal.

Les parois du diverticulum et celles de l'intestin rétréci mesurent à peu près la même épaisseur (1 à 2 millimètres); on y constate la structure suivante :

La muqueuse grise, tomenteuse, légèrement plissée, est très-adhérente à la tunique sous-jacente. L'épithélium, rare, manque complétement par places. Je n'ai pu trouver trace de glandes. Nous avons vu comment, dans le diverticule, la muqueuse cessait brusquement, comme par suite d'une solution de continuité.

Plus en dehors, existe une couche celluleuse, sans apparence de stries transversales, constituée par des fibres tassées de tissu cellulaire et quelques fibres-cellules. A l'extrémité ombilicale, le diverticule est réduit à cette couche, que tapisse en dehors la réflexion du péritoine sur la paroi abdominale.

Traitement.

L'anus existe, les selles se font normalement; il faut diriger tous ses efforts vers l'oblitération de la fistule. On a recours aux moyens employés en pareil cas, cautérisations, compression, avivement des surfaces, etc.

Dans un fait pareil, M. King (1) réussit de la manière suivante :

OBSERVATION VII.

Un enfant âgé de 4 mois offait à l'ombilic un écoulement de matière verdâtre qui s'était montré immédiatement après la chute du cordon; il fit une incision ovalaire pour rafraîchir les bords de l'ouverture, et réussit au moyen de la suture entortillée. La cicatrisation et la guérison de la fistule furent obtenues en quelques jours. Peu de temps après, le petit malade ayant succombé à une autre affection, on trouva un diverticulum de l'intestin grêle long de 3 pouces, adhérent à la partie postérieure de l'ombilic.

La compression devra être continue, dans le but d'éviter la complication d'un prolapsus de la muqueuse.

Si cet accident se produit, il faut d'abord tenter la réduction, et,

---

(1) *Loc. cit.*, 1re observation.

pour y arriver, aller jusqu'au débridement du canal, si elle ne peut être obtenue naturellement.

Dans des cas analogues, Dupuytren recommandait de dilater l'étroit orifice situé sur la tumeur, avec un petit fragment de racine de gentiane ou d'éponge préparée.

C'est encore ce que l'on devra essayer, dans les cas où l'intestin manque, où il n'y a pas d'anus. Malheureusement, nous le répétons encore, le diverticule est peu dilatable et ne saurait jouer le rôle d'anus contre nature. Il faut bien en établir un artificiel. Quel procédé employer de préférence? pas plutôt l'un que l'autre; la forme du ventre, le siége de la sonorité, mettront sur la voie d'un point de l'intestin perméable, et le chirurgien saura modifier son opération suivant l'opportunité et les indications.

II.

PATHOLOGIE DES DIVERTICULES PROPREMENT DITS.

CHAPITRE Ier.

Inflammation.

Le diverticule s'enflamme en même temps que le reste de l'intestin; sa tunique séreuse participe des altérations d'une péritonite générale.

Son inflammation isolée ne doit pas être rare, à en juger par les traces qu'elle laisse. La marche des matières alimentaires est plus ou moins gênée dans ces canaux souvent étroits, dans ces culs-de-sac; l'engouement y est facile, et sous l'influence de cette stase, la phlegmasie se produit. Les corps étrangers, et séjournant dans la cavité de l'appendice, irritent ses parois et amènent le même résultat. M. Denucé (1), dans un cas de péritonite mortelle, a trouvé

---

(1) *Bull. de la Société anat.*, t. XXVI, p. 369.

qu'un noyau de cerise avait pénétré dans un diverticulum et en avait ulcéré le fond.

Sous l'influence de ces causes il se fait des péritonites localisées, simples, ou développées autour d'une petite perforation. Elles laissent à leur suite des adhérences qui fixent le diverticule à un point des parois ou des viscères de l'abdomen, et établissent ainsi des connexions que nous étudierons dans le chapitre suivant.

Cette inflammation, condition *sine qua non* de l'adhérence non congénitale, passe souvent inaperçue; ce n'est que par une étude rétrospective, en interrogeant les antécédents des malades affectés d'étranglement par diverticule adhérent, que l'on arrive à trouver, à une époque souvent éloignée du moment de l'observation, un accès de colique, tous les signes d'une péritonite, des douleurs sourdes, etc., auxquelles on rattache la formation des adhérences.

CHAPITRE II.

Étranglements diverticulaires.

§ Ier. — Étranglement par diverticule adhérent.

Ce n'est qu'au commencement du siècle dernier que, sous l'influence de l'activité imprimée aux recherches d'anatomie pathologique, cette variété d'étranglement a été rencontrée. Actuellement elle est encore peu connue. Les traités classiques lui accordent à peine quelques lignes. En Allemagne, Falk l'a prise comme sujet de sa dissertation inaugurale (1). M. Besnier (2), le premier, en France, à notre connaissance, en a donné l'histoire; le manque de faits rend incomplète cette description, faite du reste avec beaucoup de soin. Nous avons pu grouper un nombre d'observations, relativement considérable (vingt-quatre). Comme toutes présentent au moins un

(1) *De Ileo e div. adj. morbi hist.*; Berol., 1835.

(2) *Des Étrangl. int. de l'intestin*; Paris, 1860.

point intéressant, et que les détails divers qu'elles offrent nous paraissent devoir être utiles à connaître, nous donnons des résumés de chacune d'elles. Nous en intercalerons une partie dans le cours de la description ; nous réunirons le reste à la fin de ce chapitre (1).

Du diverticule adhérent et de son rôle dans le mécanisme de l'étranglement.

Le point d'origine du diverticule, agent d'étranglement, varie peu. Toujours situé à l'intestin grêle, il part de son tiers inférieur ; la plus petite distance signalée à partir du cæcum mesure 12 centimètres (XXIII) (2), la plus grande 4 mètres environ (XXIII) ; dans la majorité des cas, elle est de 1 pied 1/2 à 3 1/2.

La longueur de l'appendice présente des dimensions intermédiaires entre 1 pouce 1/2 et 6 au plus.

L'adhérence se fait en différents points : 1° à la paroi abdominale. Dans trois cas nous la trouvons à droite de l'ombilic ; dans l'un d'eux, l'adhérence est regardée comme congénitale par l'observateur (XIII). Une autre fois, l'insertion vicieuse a lieu un peu au-dessus de l'anneau inguinal du côte droit (XXIII). 2° A l'intestin grêle, cinq fois. Souvent alors l'extrémité se fixe en un point voisin de l'origine de l'appendice. 3° Dans le musée de Hunter, sous le n° 241, on voit un diverticule adhérent par son sommet au cæcum ; dans l'obs. XIV on rencontre la même disposition. 4° Le fait suivant est le seul où il y ait connexion avec le gros intestin :

OBSERVATION Ire.

M. Jamain (3) présenta à la Société anatomique une partie du canal intestinal

---

(1) Il est quelques observations dont nous n'avons pu nous procurer la relation : Selle, *Neue Beitrage*, th. I, p. 33 ; Ulrich, *Krit. rep. f. d. ges. Heilk.*, Bd. XXVIII, H. 1 ; Trier, *Pfaff. mittheil*, Jahrg. 3, H. 9 et 10 ; Wagner, *Med. Jahr. d. æst. st.*, Bd. XIII, od. neuste Folge, Bd. IV, p. 201 et 207 (2 cas) ; Retzius, ars. *Berattelse af setterblad*, 1835, p. 48.

(2) Les chiffres romains indiquent le numéro de l'observation citée.

(3) *Bull. de la Soc. anat.*, t. XVI, p. 74.

d'un homme qui fut opéré, le 21 février 1841, d'hémorrhoïdes par la ligature; tout se passa bien de ce côté, mais, vers le sixième jour, il survint des vomissements accompagnés de tous les signes d'un étranglement interne.

Le malade succomba vingt heures après l'apparition des accidents, et, à l'autopsie, on trouva un diverticule de l'intestin grêle, né du tiers inférieur de cet intestin, et dont l'extrémité allait adhérer à un appendice épiploïque du côlon descendant, en se dirigeant transversalement et en passant au-devant d'une masse d'intestin grêle qu'il comprimait assez pour y produire un étranglement.

5° C'est au mésentère que l'on a observé le plus souvent l'adhérence, 10 cas;

6° Il existe un cas où l'adhérence était multiple, et se faisait à l'intestin grêle, au mésentère, et à la paroi abdominale (XVII).

Cette adhérence porte tantôt sur la partie terminale de l'appendice, ce qui est le plus fréquent, tantôt sur un point quelconque de son corps (VI). Monro (1) représente, planche 20, une disposition de ce genre, mais il n'en donne pas la description. La voici d'après la gravure :

OBSERVATION II.

Le diverticule contourne une anse, passe son propre pédicule, comme dans les cas que nous étudierons dans le prochain chapitre; mais ici ces rapports sont maintenus par un ligament inséré, d'une part, sur le corps de l'appendice, et, de l'autre, au mésentère de l'anse incarcérée. Aucun renseignement quant aux symptômes.

L'adhérence est immédiate ou se fait par l'intermédiaire d'une bride plus ou moins longue (au plus de 1 pouce et demi), arrondie ou aplatie; quelquefois c'est le filament omphalo-mésentérique (2)

---

(1) *The morb. anat. of the hum. gullet*, etc., 1811, par. 5338.

(2) Sandifort (*Obs. anat. pathol.*, lib. I, p. 121, tabl. 8, fig. 8) a représenté un appendice dont le sommet, terminé en cul-de-sac, portait un fil mince, mais résistant, qui venait adhérer à la partie supérieure du mésentère. Il le regarde

qui fixe le diverticule (XIV). Ces brides sont presque toujours très-résistantes, comme nous l'avons vu ; elles sont le résultat d'un travail inflammatoire ; cependant il est quelques cas où on pourrait les supposer congénitales. Ceci aurait surtout quelque fondement pour les adhérences qui se font aux abords de l'ombilic et qui sont très-organisées.

Ce n'est pas toujours une bride fibreuse qui immobilise l'appendice :

OBSERVATION III.

Un enfant de 15 mois succombe, après six jours de maladie, avec tous les symptômes d'un étranglement interne. On trouve un diverticulum vrai de l'intestin grêle allant adhérer, au moyen d'un prolongement du péritoine, à la surface antérieure du mésentère. Quelques pouces d'iléon s'y étaient étranglés (1).

Le diverticule, retenu à son origine, fixé à son extrémité aveugle, offre dans la façon dont il étrangle l'intestin des dispositions variables. *A*. Il représente une corde, une sangle tendue au devant de la masse intestinale (I). Il en est ainsi toutes les fois que l'adhérence se fait à la région ombilicale. *B*. Dans d'autres circonstances, il existe un anneau ; tantôt constitué presque uniquement par le diverticule et par une très-petite portion de la paroi intestinale (X), tantôt complété par l'intestin (VII), ou le mésentère ; voici un exemple d'anneau complexe :

OBSERVATION IV.

Diverticule long de 6 pouces ; un cordon fibreux part de la base de son extrémité aveugle, mesure 2 pouces et adhère au mésentère ; 2 pouces d'étendue

---

comme congénital, et ajoute que, si l'enfant avait vécu, cette disposition contre nature aurait probablement formée une anse où les intestins se seraient étranglés.

(1) Dr Nunn, in *London med. gaz.*, 1851, p. 123.

de cette membrane complètent un anneau dont le diamètre égale 3 pouces. Une anse intestinale, longue de 18 pouces, y est étranglée. L'extrémité libre du diverticule s'est retournée, a passé entre deux circonvolutions, et ainsi a encore entouré un côté de l'intestin (1).

La paroi abdominale peut compléter l'anneau (XXIII). *C.* Enfin le diverticule se contourne en spirale autour d'une ou de plusieurs anses d'intestin; il y a un seul tour de spire (II, IX, XVII, fig. 10). Il y en a plusieurs; cette dernière disposition est très-compliquée, elle demande à être spécialement étudiée. Nous allons reproduire l'observation de Moscati (2) qui peut servir de type. Nous en citerons deux autres plus loin (XVI, XIX).

OBSERVATION V.

Ricco, domestique, 33 ans. Aucune maladie antérieure. Après avoir mangé, dans le carême de 1754, beaucoup de légumes, il fut attaqué subitement de douleurs excessives dans le bas-ventre et d'un vomissement continuel. — Saignées, lavements, fomentations.

Mort au bout de cinq jours.

Autopsie. Intestins enflammés; l'iléon est noir et d'une épaisseur considérable au niveau des parties étranglées. «J'ai remarqué, dit Moscati, que ce boyau, à 2 pieds et demi de son extrémité inférieure, se divisait en deux branches; la plus considérable, continuation du canal intestinal, se replie et forme une double anse qui va se terminer dans le cæcum; la petite branche, qui a environ 5 pouces de longueur, est faite à son origine en entonnoir, semblable au commencement de l'uretère; elle forme ensuite une espèce de lacs, ou petit cordon ligamenteux, qui entortille deux fois les deux anses susdites de l'intestin, et se termine à une portion du mésentère.»

Le ligament, comme l'appelle Moscati, s'applique, à sa naissance, contre le côté inférieur de la portion terminale de l'iléon près du

(1) John Struthers, *Monthly Edinb. journ.*, avril 1854, p. 157.
(2) *Mém. de l'Acad. de chirurg.*, t. III, p. 468.

cæcum, passe sous le bout inférieur de la plus petite des deux anses, puis sous le bout supérieur de celle-ci, lequel correspond au point de bifurcation, le contourne et monte au-dessus de l'intestin réunissant les deux anses. De là, en s'accolant à sa propre origine, il passe une seconde fois sur la fin de l'iléon; après l'avoir embrassé, il revient en se plaçant sous la petite anse compléter la constriction du bout supérieur de cette dernière, et va s'insérer près de là au mésentère. Du huit de chiffre ainsi formé, résultent trois points d'étranglement (fig. XI). C'est une disposition très-compliquée; nous avons reproduit la figure qu'en donne Moscati, à cause de l'intérêt que ce fait présente, et des difficultés que l'opérateur éprouverait s'il voulait faire disparaître un tel obstacle.

Le mode de formation de cet enroulement est assez difficile à expliquer.

La spirale s'est-elle produite pendant que l'extrémité de l'appendice était encore libre, et l'inflammation l'a-t-elle fixée dans cette position? Faut-il croire avec Hévin (1) que « les intestins, parties flottantes, auront, par un changement de position, rapproché les attaches de la bride, et que s'étant croisés, il en sera résulté un collet dans lequel une anse s'est insinuée? »

La portion d'intestin engagée sous le diverticule constricteur appartient constamment à l'iléon; sa longueur, qui n'est exactement mentionnée que dans sept observations, varie entre 15 pouces (XIII) et 4 pieds (XIV). Il n'existe qu'une anse étranglée dans la majorité des cas; celui de Moscati en présentait deux; il y en a quelquefois trois (XVI, XIX) comme dans le fait suivant :

OBSERVATION VI.

Domestique, 24 ans. Puissamment musclé; habituellement sujet à de violentes douleurs intestinales. Constipation opiniâtre; vomissements de matières fécales. Mort peu de temps après son entrée à l'hôpital.

---

(1) Mémoire sur la gastrotomie; in *Mémoires de l'Académie de chirurgie*, t. IV, p. 236.

Autopsie. Péritonite étendue; intestin grêle distendu par des gaz et des fèces jusqu'à 1 pied et demi de sa terminaison; le reste et le gros intestin contractés. Au point de séparation de la portion distendue et de la portion rétrécie naissait un diverticule de 5 pouces de long, très-étroit en certains endroits; à 2 pouces de son origine il adhérait, par une membrane celluleuse résistante, à la face inférieure du mésentère appartenant à une portion d'intestin qui marchait parallèlement à sa direction; l'anneau, ainsi formé, avait un diamètre de 2 pouces et demi et donnait passage d'abord à l'anse intestinale comprise entre le point originel et le point d'adhérence du diverticulum, puis à une seconde et à une troisième anse. La surface de ces portions d'intestin offre quatre points fort serrés et gangrenés, surtout ceux qui se trouvaient immédiatement au niveau des points où l'appendice s'écartait de l'iléon. Rokitansky (1), qui a publié cette observation, ne parle pas de l'état de l'extrémité du diverticule, laquelle était évidemment libre puisque la membrane celluleuse commençait à 2 pouces de la naissance de l'appendice, lequel en mesurait 5.

Dans le cas de corde tendue, le nombre des anses comprimées peut être considérable.

Un fait des plus intéressants, et qui n'a pas échappé à M. Besnier malgré le petit nombre d'observations sur lequel il avait étayé son opinion, est que la portion d'intestin étranglée avoisine presque constamment le point d'origine du diverticule. Dans le cas du musée de Hunter et dans un autre (IX), on voit que la constriction porte sur l'anse immédiatement supérieure. Huit fois au moins, nous trouvons que c'est la partie inférieure à l'appendice qui est le siége de l'étranglement. L'observation 7 relate que celui-ci naît à 20 pouces du cæcum; sur cette étendue, 19 pouces sont compris sous le point diverticulaire. Laissons parler M. Besnier :

« Ce n'est certainement pas fortuitement que ce fait a lieu. Cette remarque est de nature à éclairer le mode de production de la variété d'étranglement qui nous occupe : elle paraîtrait indiquer qu'il ne s'agit pas, ici, d'anneaux dans lesquels une portion d'intestin

(1) *Archives générales de médecine*, 2ᵉ série, t. XIV, p. 210.

quelconque vient subitement s'engager et s'étrangler, mais bien d'une disposition spéciale qui remonterait au moment même où le diverticule a contracté une adhérence anormale; le diverticule, placé entre les anses intestinales les plus voisines, devient pour elles un véritable lien aussitôt qu'il a contracté une adhérence par son extrémité libre, les anses restent ainsi emprisonnées, mais sans compression notable, jusqu'au moment où une circonstance quelconque vient diminuer l'arc de l'anneau ou augmenter le volume des parties contenues, et à développer une inflammation qui s'accompagne de tous les accidents qu'elle produit, par exemple, au niveau d'un anneau herniaire. Si les choses se passaient autrement, on ne verrait pas pourquoi les portions d'intestin, plus ou moins éloignées de l'origine du diverticule, ne viendraient pas quelquefois s'engager sous la bride ou dans l'anneau, si celui-ci existait à l'état de liberté à une certaine époque de sa formation » (1).

Nous croyons en effet que cela se passe généralement ainsi ; cependant le malade de l'obs. 10 sentit dans sa première atteinte, après un long accès de coliques vives accompagné de constipation, quelque chose qui se détachait. N'était-ce pas une anse sortant de l'anneau? Une nouvelle attaque enleva le malade. Dans le cas de Martin, le sujet sentit un craquement au moment où l'étranglement se produisait. Dans le premier cas, les phénomènes pourraient être attribués à un engouement, un amas de matières, d'abord retenues dans la cavité intestinale par la compression du diverticule, puis vainquant sa résistance.

Quoi qu'il en soit, le diverticule est tout passif dans l'étranglement. M. Fano, dans le fait qu'il a publié (XIII), a cru devoir attribuer l'occlusion à sa replétion par les matières fécales. Nous pensons que d'après les détails de l'autopsie, le mécanisme était absolument

(1) *Loc. cit.*, p. 224.

le même que celui indiqué plus haut; tout au plus accorderons-nous à l'appendice un rôle fort secondaire.

Dans quelques cas (IX, X, XVII) on trouva le diverticule comprimant si peu l'intestin, que celui-ci pouvait parfaitement jouer. M. Bouvier pense que dans le fait qu'il a observé, la réplétion de l'intestin, la pression des viscères abdominaux, la tension du diverticule avant que les adhérences fussent en partie détruites, devaient rendre la constriction plus forte pendant la vie.

Le même mécanisme se rencontre lorsque le diverticule représente une simple sangle (I, XI, XII, XIII). Une distension inaccoutumée de l'intestin tend cette corde, qui comprime alors les parties situées au-dessous d'elle; en même temps le volume et la pression des intestins situés au-dessus achèvent l'obstruction. Cette tension de l'appendice agissant sur le bord libre de l'intestin, retenu par son bord adhérent au mésentère, aplatit encore la lumière du canal, dont les deux surfaces tendent à s'accoler.

Anatomie pathologique.

A l'ouverture du cadavre, on rencontre l'étranglement dans la partie droite de l'abdomen, sauf de rares exceptions, souvent dans la fosse iliaque (1).

Il existe presque toujours de la péritonite, mais à des degrés divers. On l'a trouvée plus marquée aux environs de l'étranglement (XVII). La cavité péritonéale contient de la sérosité, du liquide séro-purulent, du pus, du liquide sanguinolent, etc. etc.

Le diverticule présente des altérations variables en rapport avec

(1) «Le hasard ne préside pas seul à l'arrangement de l'intestin grêle dans l'abdomen. Les anses que l'on rencontre dans la région iliaque droite sont distantes du cæcum de 1 mètre environ à 2 mètres au maximum.» (Clinique de M. le professeur Nélaton; *Gazette des hôpitaux*, 14 juin 1862.)

le degré de constriction et la durée de la maladie. Ainsi on l'a vu non altéré dans sa couleur et rétracté (XII), blanchâtre et aminci dans son corps, rouge-brun à ses extrémités (IX), bleu noirâtre (XVIII). Dans le cas de M. Rayer, il y avait un point de sphacèle; dans d'autres observations nous le trouvons complétement gangrené (XVI), donnant, par une perforation, issue aux matières fécales (X), à celles-ci et au mercure coulant qu'on avait administré (XXII). Les altérations paraissent plus avancées dans le point où l'appendice s'écarte de l'iléon (VI, X).

Sa cavité, plus ou moins effacée, contient tantôt du mucus, tantôt un mélange de sang et de mucus. La muqueuse qui la tapisse est le siége d'ulcérations (X); on voit par là toute la différence qui existe entre une bride simple et celle formée par un tel canal. Les quelques détails dans lesquels nous venons d'entrer indiquent suffisamment la gravité plus grande des étranglements diverticulaires; ce qui, dans le cas de bride pleine, la rupture spontanée par gangrène, serait une circonstance favorable, devient, dans le cas de bride creuse, une cause certaine de mort.

Le diverticule est altéré en même temps que l'anse qu'il étrangle; il peut se faire qu'il soit seul atteint. M. Rayer (1) a publié le fait suivant où cette circonstance est relatée (fig. 9).

OBSERVATION VII.

Mme L....., 33 ans, atteinte en 1822 d'une gastro-entérite chronique, est prise, après un malaise de quelques jours, le 7 février 1824, d'une douleur abdominale très-aiguë, continue, circonscrite dans un petit espace qu'on aurait pu couvrir avec une pièce de 5 francs, située vers la réunion de la région iliaque droite avec l'hypogastrique, et environ à la hauteur d'une ligne qui, de l'épine iliaque antérieure et supérieure de l'os des iles du côté droit, s'étendrait à celle du côté opposé.

---

(1) *Archives générales de médecine*, t. V, p. 68 et suivantes (planche que nous avons réduite).

Le ventre est souple, non douloureux, hors le point affecté. Absence de hernie. Vomissements bilieux très-fréquents ; rejet de toutes les boissons ; constipation opiniâtre. Pouls petit, dur et fréquent.

Sous l'influence des antiphlogistiques, la douleur est calmée momentanément, puis le gonflement abdominal devient général ; les autres symptômes vont en s'aggravant. Mort le 22 du même mois.

Autopsie. Péritoine enflammé, surtout dans la région hypogastrique ; à la réunion de cette région avec la fosse iliaque droite (siége constant de la douleur), tache brune, circulaire, oblongue, constituée par un appendice iléal enflammé et gangrené. Ses deux extrémités se trouvaient cachées ; il formait une arcade, au-dessous de laquelle s'était engagée une portion de l'iléon, 19 pouces à partir du cæcum. Le diverticulum, irrégulièrement piriforme (fig. 9), prenait son origine à 20 pouces du cæcum ; il avait 2 pouces de longueur et 1 pouce dans sa plus grande largeur ; son orifice de communication avec l'intestin avait 7 lignes de diamètre ; son sommet adhérait par un tissu lamineux très-serré, avec un point de l'iléon éloigné de 2 pouces environ de la racine de l'appendice. Quelques adhérences récentes, détachées facilement, l'unissaient au mésentère et la circonvolution introduite sous l'arcade. Comme nous l'avons déjà dit, le diverticule était enflammé, un point était gangrené. Injection sanguine, distension de la partie de l'intestin grêle supérieure à l'appendice ; les parois de l'anse que l'on avait cru étranglées *étaient saines,* à peine injectées, non distendues ; la muqueuse y était pâle. Le cæcum et l'appendice étaient bien conformés et sains.

C'était bien ici le diverticule qui était étranglé ; l'anse qu'il concourait à embrasser comprima excentriquement en arrière l'iléon, de manière à y intercepter seulement le cours des matières ; en avant elle distendit plus encore l'appendice adhérent par ses deux extrémités.

Les altérations de l'intestin doivent être étudiées au niveau des parties étranglées, au-dessus et au-dessous du point comprimé.

La portion étranglée est quelquefois affaissée, souvent dilatée ; elle est toujours le siége d'une inflammation plus ou moins vive. La gangrène y a été observée (XIX), et, dans le cas de Moscati, l'anse la plus grande était le siége de deux larges perforations ; elle contient des matières fécales, des aliments non digérés, des gaz, du sang mêlé à du mucus, une espèce de bouillie brun rougeâtre très-fétide. La muqueuse est épaissie, tuméfiée, très-congestionnée, quelquefois au point d'être le siége d'ecchymoses (XIII); les autres tuniques sont infiltrées de sang et de sérosité; le péritoine plus ou moins friable.

Le point étranglé ne porte quelquefois aucun indice de constriction; celle-ci, au contraire, peut laisser des traces brunes (IV), grisâtres, des rigoles plus ou moins profondes, en nombre variable et en rapport avec celui des anses étranglées.

Le calibre de l'intestin se trouve oblitéré circulairement ou transversalement, comme dans le cas de corde tendue.

Ce n'est qu'exceptionnellement qu'il existe des adhérences récentes entre le diverticule et l'anse étranglée (VII).

Les parties situées au-dessus sont distendues par des gaz et des matières, et présentent des traces de phlegmasie plus ou moins intense; à mesure qu'on s'approche du point de l'étranglement, ces caractères sont plus marqués. Dans l'obs. XII, l'intestin contenait de haut en bas des matières jaunâtres, rougeâtres, puis rouges-brunâtres. Dans des cas rares (XV, XVII), c'est au-dessus de la constriction que siége la gangrène. Les parties situées au-dessous sont, en général, revenues sur elles-mêmes, décolorées; une seule fois (XV) la gangrène s'étendait jusqu'au cæcum.

Étiologie.

Causes prédisposantes. Les hommes paraissent plus souvent atteints que les femmes. Sur tous les cas où le sexe est indiqué, il n'y en a que quatre se rapportant à des femmes. Quant à l'âge, c'est presque toujours de 18 à 50 ans que débute la maladie. La plus grande fréquence se rencontre de 18 à 30 ans. Elle est rare avant et après l'âge adulte; trois fois on l'a observée chez des enfants (15 mois, 6 ans et demi, 12 ans); une seule fois nous voyons noté qu'une vieille femme succomba à un étranglement de cette nature.

Outre la circonstance d'une inflammation abdominale antérieure très-fréquemment observée, on a noté une certaine congestion des tuniques intestinales, un commencement même de phlegmasie (xv), qui, ayant existé avant la cause occasionnelle, a pu concourir à la formation de l'étranglement. Chez la malade de l'obs. XVII, il y avait dans le voisinage un foyer inflammatoire chronique.

Plusieurs malades présentaient une constipation habituelle.

Causes occasionnelles. On comprend que l'organisation pathologique et les dispositions diverses que nous avons décrites ne causent aucun accident tant que le cours des matières est facile ; mais du moment qu'elles s'amassent en grande quantité, il se produit un véritable engouement. C'est ainsi qu'on a vu l'ingestion d'aliments peu digestibles déterminer l'étranglement (IV). L'enfant cité par Lawrence mangea une pâtisserie très-lourde avec gloutonnerie. On trouva dans l'anse étranglée, chez la femme observée par Van Dœveren, un gros morceau de bœuf et un os. Ces matières avaient pu franchir une première fois l'anneau, mais n'avaient pu vaincre sa résistance pour sortir du bout inférieur de l'anse. La malade de M. Bouvier avait mangé des pommes de terre au déjeuner; ce repas, du reste, avait occasionné du malaise à tous ceux qui y avaient participé.

Ces accidents ont pu être attribués, en partie du moins, à une violence (XV), une autre fois à un effort, comme le montre cette observation.

OBSERVATION VIII.

Homme de 30 ans. Tension douloureuse de l'abdomen, survenue à la suite d'un effort fait la veille de son entrée à l'Hôtel-Dieu.

Au moment de l'accident, il ressentit dans l'abdomen une espèce de craquement suivi d'une douleur, qui augmenta sans cesse et avec laquelle coïncidèrent bientôt tous les symptômes d'un iléus mortel le sixième jour.

Autopsie. Intestins distendus par des gaz. La plus grande partie de l'iléon est gangrenée et offre une couleur livide noirâtre. Un appendice vermiforme, analogue à celui du cæcum, partant du tiers inférieur de l'iléon et allant se fixer à la portion voisine du mésentère, formait une arcade dans laquelle trois anses d'intestin s'étaient étranglées, au point que leur canal, au niveau de la constriction, était oblitéré, et qu'il fallut couper l'anneau pour les dégager (1).

L'opération d'hémorrhoïdes par la ligature, à laquelle venait d'être soumis le malade de M. Jamain (1), ne paraît pas avoir joué de rôle dans la production de la maladie.

Symptômes, marche, diagnostic, pronostic.

Commémoratifs. Nous avons déjà plusieurs fois parlé d'une inflammation abdominale antérieure. Nous revenons sur ce sujet en y insistant. Les phénomènes, sauf le cas de M. Rayer, où il est rapporté qu'il y avait eu, plusieurs années avant la mort, une gastro-entérite chronique, les phénomènes, dis-je, se rapportent à une phlegmasie péritonéale. Ainsi les malades avaient présenté, quatre mois auparavant, une inflammation du bas-ventre (IX), une péritonite six mois avant l'invasion de l'affection (XI); dans d'autres cas moins précis, il est noté des coliques habituelles (XIV), de violentes douleurs intestinales (VI); la femme de l'obs. XVII était accouchée deux mois auparavant, et avait conservé des douleurs sourdes dans le ventre.

Un fait intéressant est l'existence de symptômes d'étranglement observés quelquefois longtemps avant l'attaque mortelle, qui devient une récidive; le sujet de l'obs. X, six ans auparavant, avait éprouvé un accès de colique durant dix-huit heures avec constipation; quelque chose se détacha, et il ne ressentit plus rien; les mêmes phénomènes se répétèrent six mois avant la dernière atteinte. L'enfant de l'obs. XIII avait eu, quatre ans avant sa mort, une obstruction intestinale, qui avait cédé aux moyens habituels.

Les prodromes sont rares. Nous trouvons mentionnés dans les

---

(1) Martin (de Lyon), cité par Montfalcon (art. *Ileus* du Dictionnaire en 60 volumes.)

observations une diarrhée de deux jours (XVII), du malaise (VII), une constipation douloureuse (XIX), cédant à un purgatif.

Les symptômes de l'étranglement interne par diverticule adhérent éclatent au milieu de la santé en apparence la plus parfaite.

Une douleur abdominale très-vive, ayant son siége ou son maximum d'intensité dans un point assez circonscrit, des vomissements souvent abondants, rarement stercoraux, un gonflement limité, quelquefois inégal, du bas-ventre, lequel est souvent souple dans les points non correspondants à la douleur, sensibilité plus ou moins vive à la pression, constipation en général absolue, soif vive, hoquet, pouls petit, sueurs froides, angoisses; puis à la fin, gonflement du ventre qui se météorise, et dans quelques cas, diminution des vomissements, mort: telle est l'esquisse rapide de cette affection.

Étudions maintenant avec autant de soin que nous le permettent des observations souvent incomplètes ceux des phénomènes que nous avons énumérés, qui ont quelque valeur diagnostique, ou qui présentent des particularités importantes à signaler.

Douleur. Elle existe constamment dès le début, subite, vive, déchirante; elle occupe tout l'abdomen (XI, XV, XVIII), le bas-ventre (IV), toute cette région avec un point fixe à droite de l'ombilic. Mais son caractère le plus spécial est d'avoir son siége dans la région ombilicale ou la fosse iliaque droite. Nous avons vu, dans le cas de M. Rayer, combien elle était limitée; l'observation suivante est remarquable par cette localisation de la douleur.

OBSERVATION IX.

Jeune homme de 19 ans, attaqué quatre mois avant sa mort d'une inflammation de bas-ventre, dont il est convalescent. Douleur à la partie droite du ventre, à côté et un peu au-dessus de l'ombilic; deux heures après, vomissements qui durèrent autant que la vie (10 jours). Vers les derniers temps, ils étaient précédés de hoquet; la partie affectée avait quelque rénitence à l'extérieur, et on excitait de la douleur en la comprimant; le reste du bas-ventre fut toujours très-souple au toucher; constipation.

Autopsie. Un paquet d'intestin était lié et étranglé par une corde membraneuse ayant 2 lignes d'épaisseur, et sous laquelle on faisait librement passer une sonde. Cette bride était une espèce d'appendice, longue de 4 pouces; elle tenait par un bout à l'iléon, et de l'autre au mésentère, près de la fin du jejunum, en sorte qu'il y avait 3 pieds et 5 pouces d'intestin entre les deux points fixes de cette bride (1).

Cette douleur répond au point de l'étranglement. Elle peut donc être un guide pour le rencontrer, si on voulait tenter de le lever par la gastrotomie; mais elle n'existe en général qu'au début avec ce caractère de fixité : la péritonite faisant des progrès, la douleur devient générale.

La pression l'exaspère peu. Dans l'observation X, ce n'est qu'à la fin qu'il en fut ainsi, quand la perforation se déclara. Souvent on ne la fait naître qu'en comprimant le point de la paroi abdominale correspondant au point affecté.

Signes fournis par l'examen de l'abdomen. — Au début, à moins de complication, le ventre est souple (VII, X) dans toute son étendue; une autre fois il présentait ce caractère, sauf en un point où l'on percevait de la résistance; ce point correspondait à l'endroit de la douleur. Le ballonnement du ventre, quelquefois précoce (IV), ne tarde pas à se montrer, mais peu considérable en général (XV, XVIII, XXIII). Le météorisme étendu arrive à la fin de l'affection (XII, XVII), et cela correspond le plus souvent avec la généralisation de la péritonite. L'abdomen est quelquefois inégal. Dans l'observation XIX, on a pu sentir à droite, au-dessus de l'anneau inguinal, une tuméfaction, ou plutôt un empâtement que la tension du ventre rendait difficile à circonscrire.

Voilà donc encore des indices presque certains pour la connais-

(1) Duvignau, 12e observation du mémoire d'Hévin, déjà cité.

sance du siége de l'étranglement; ces indices sont malheureusement trop rarement observés.

Vomissements. Sauf deux cas (IV, XIX), leur existence remonte au début de la maladie, ils précèdent très-rarement, ils suivent immédiatement la douleur. Une fois ils ont reconnu pour cause déterminante l'administration intempestive d'un vomitif (XII). Tantôt ils durent sans discontinuer jusqu'à la mort, tantôt ils se suspendent dans les derniers temps de la vie (XXII).

Leur abondance varie, rien de précis à cet égard. Leur nature est rarement spécialisée dans les observations. Ils sont alimentaires (XVII), surtout au début; les boissons, les médicaments, sont rendus (XV), ils deviennent bilieux (VII, XVIII); ce n'est en général qu'à la période ultime qu'ils sont stercoraux; mais la mort arrive souvent avant qu'ils prennent ce caractère. Dans l'observation XII, ils surviennent le quatrième jour; dans une autre (XVII), la veille de l'issue funeste. Ils sont signalés dans les cas de Rokitansky, de Wolf et de M. Nélaton.

La rareté des vomissements de matière fécale peut être considérée comme propre à la variété d'étranglement qui nous occupe.

Constipation. Elle est absolue; nous avons rencontré le contraire seulement dans deux cas (IV, XVIII). On a noté des selles peu abondantes arrivant à la fin de la maladie (X, XII). L'examen de l'anus ne donne aucun signe: pas de ténesme, une seule fois issue de sang et de fragments membraneux (X); c'était dans un cas où il survint ensuite une perforation. Nous le citons un peu plus loin.

Durée, marche, complications.

L'étranglement par diverticule adhérent présente une marche rapide; dans les cas qui indiquent la durée de la maladie, elle a été de 8, 20, 36 heures, de 2 (*bis*), 3, 4, 5, 6 (*ter*), 7, 8, 9, 10 (*bis*), 11, 15 jours.

D'après la lecture des observations que nous avons réunies, il nous a paru qu'il y avait deux formes de cet étranglement : l'une presque foudroyante, l'autre relativement lente; dans la première, les phénomènes d'acuité éclatent au début; dans la seconde, ceux-ci n'arrivent pour ainsi dire que comme terminaison.

Ces différences nous semblent quelquefois tenir à la péritonite qui se généralise plus ou moins promptement. Nous avons vu que cette inflammation modifiait les caractères de l'occlusion ; c'en est en effet une complication tellement fréquente, et ses symptômes se lient si intimement avec ceux de l'étranglement, qu'il est souvent difficile de faire cliniquement la part de chacune des affections.

La rupture d'une anse intestinale ou celle de l'appendice peuvent être le résultat des progrès de la gangrène. L'observation suivante montrera une perforation du diverticule, en même temps qu'un exemple de la seconde forme d'étranglement dont nous venons de parler.

OBSERVATION X.

Homme, 46 ans. Six ans auparavant, attaque de colique durant huit heures; il sentit quelque chose se détacher (*something gave way*) et les symptômes disparurent immédiatement. Six mois avant la mort, seconde attaque semblable.

Douleur vive à la région ombilicale; sentiment constant de gêne ; constipation. Une fois il rendit une scybale et quelquefois un peu de matière fécale liquide; vomissements plus ou moins fréquents, peu abondants; tendance au hoquet; ventre mou et flasque, jamais absolument tympanique et jamais sensible, même à la plus forte pression; langue enduite; quelque appétit; peau bonne; pouls de 72 à 78.

Le sixième jour, outre une scybale, il rendit 4 onces de sang, avec soulagement. — Purgatifs, antiphlogistiques, etc. etc.

Le septième, quelques fragments membraneux sont rejetés par les selles. Le pouls monte de 112 à 120; il est quelquefois intermittent, toutes les six pulsations.

Le neuvième jour, la physionomie, calme jusque-là, devient anxieuse; la respiration s'embarrasse; le pouls faillit; nuit sans sommeil et agitée.

Le dixième jour, ayant pris un purgatif le matin, il fut tout à coup saisi, vers les dix heures, d'une douleur déchirante dans l'abdomen; le facies devint livide; le pouls cessa de battre; il eut trois selles avec quelques traces de matière fécale, mais surtout avec du sang et des lambeaux membraneux; pas de ténesme; mort à deux heures de l'après-midi.

Autopsie. Légère couche de matière fécale à la surface du péritoine, qui ne paraît pas enflammé. Un diverticulum naît de l'iléon à 35 pouces de la valvule cæcale, et adhère fermement et largement par son extrémité aveugle au côté opposé du même intestin, à moins d'un pouce de son origine, formant ainsi une bride permettant le passage de trois doigts. A travers cet anneau, tous les intestins entre l'appendice et le cæcum, sauf les trois derniers, se sont engagés. Ils sont d'une couleur rouge foncée, et la ligne de démarcation entre eux et la partie non étranglée est très-distincte; l'étranglement n'est pourtant pas complet, il permet la mobilité des anses qui sont modérément distendues. Exactement à l'origine du diverticule, existe une perforation d'environ une ligne de diamètre. Une ulcération, intéressant la tunique muqueuse, du diamètre d'un demi-pouce, occupe la cavité du cul-de-sac du diverticule (1).

Diagnostic.

Nous mettons de suite de côté les hernies, qu'un examen attentif ne peut laisser méconnaître.

Le diagnostic est impossible à établir, et c'est chose inutile, entre l'étranglement par appendice cæcal adhérent et celui qui nous occupe; mêmes antécédents, même siége ou à peu près, même point douloureux, etc.

La présence d'un vice de conformation quelconque, d'un bec-de-lièvre par exemple, que nous avons vu coïncider avec le processus iléal (page 21) pourrait peut-être augmenter la présomption d'un étranglement diverticulaire.

Au point de vue pratique, ce qu'il est surtout nécessaire de connaître, c'est le siége, puis la nature de l'étranglement.

La description anatomo-pathologique et symptomatologique que nous venons de faire répond à la première question; quant à la seconde, elle est très-difficile à résoudre.

---

(1) Jackson, *Descript. cat. of the mus. of Boston*, n° 497.

Le temps n'est pas encore venu où chaque variété d'iléus pourra être classée d'après ses symptômes. Ceux de cette espèce présentent bien quelques points particuliers, spéciaux; mais ces caractères ne sont ni constants ni absolument propres à l'étranglement diverticulaire.

Dans le tableau suivant, nous allons essayer de résumer ces divers caractères, en les comparant avec les signes d'autres maladies mettant obstacle au cours des matières intestinales :

	INVAGINATIONS.	RÉTRÉCISSEMENTS.	ÉTRANGLEMENTS par		
			BRIDES.	APPENDICE ADHÉRENT.	APPENDICE LIBRE.
Antécédents. . . .	»	Entérites, tubercules; affect. organiques; hernies.	Inflammation péritonéale.	Inflammation péritonéale.	Absence de tout antécédent.
Siége.	surtout le gros intestin.	le gros intestin.	la partie inférieure de l'intestin grêle.	la partie inférieure de l'intestin grêle.	la partie inférieure de l'intestin grêle.
Douleur.	relativement peu vive.	relativement peu vive, profonde.	déchirante, siégeant à l'ombilic, la fosse iliaque droite.	déchirante, siégeant à l'ombilic, la fosse iliaque droite.	déchirante, siégeant à l'ombilic, la fosse iliaque droite.
Vomissements. . .	bilieux, rarement stercoraux.	stercoraux, fréquents, mais tardifs.	souvent stercoraux.	rarement stercoraux, sauf à la fin.	très-rarement stercoraux.
Constipation. . . .	rarement absolue; selles diarrhéiques.	alternant avec la diarrhée.	précoce, opiniâtre.	absolue.	Absolue.
Ballonnement. . .	peu marqué.	très-considérable.	relativement peu marqué.	relativement peu marqué.	souvent inégal.
Tumeur abdominale.	très-fréquente, cylindrique; quelquefois siége de mouvements appréciables.	rare.	»	quelquefois rénitence, tuméfaction, empâtement.	quelquefois matité au point affecté.
Examen de l'anus.	épreintes et ténesme; issue de sanie à odeur de putréfaction, de lambeaux membraneux, de sang, d'une portion d'intestin.	liquides striés de sang; au début, matières fécales fractionnées.	»	»	»
Marche.	lente.	lente.	brusque.	brusque.	brusque.
État général. . . .	»	souvent cachexie.	»	»	»

Il résulte de cette comparaison, que l'on peut arriver au diagnostic précis d'une occlusion intestinale par brides ; mais quant à spécifier leur nature, nous ne craignons pas d'affirmer que, dans l'état actuel de nos connaissances, cela nous paraît presque impossible. L'étranglement diverticulaire et l'étranglement par brides pleines ne diffèrent en effet que par des nuances délicates souvent passagères et non constamment observées.

Pronostic.

Il est très-grave, et cependant oserons-nous dire qu'il n'est pas constamment mortel ; dans l'étude des antécédents, n'avons-nous pas vu des atteintes semblables disparaître ? Le malade de M. Fano (XVIII) aurait peut-être pu échapper à l'issue funeste, si la péritonite n'avait pas fait de rapides progrès.

Il faut en outre noter cette circonstance, que l'on n'a publié que des autopsies ; quelques malades ont pu guérir, sans que la cause de l'arrêt des matières ait été connue, et qu'une seconde attaque mortelle soit venue grossir le nombre des faits d'étranglement diverticulaire déjà connus.

Observations.

OBSERVATION XI.

Jeune homme, guéri depuis six ans d'une péritonite, éprouve les mêmes symptômes observés lors de sa première maladie.

Antiphlogistiques. Aggravation des symptômes, météorisme; vomissements stercoraux, constipation absolue; soupçons d'invagination intestinale. 12 onces de mercure métallique sont administrés en plusieurs fois. Mort le sixième jour.

A l'*autopsie*, on trouve dans le voisinage de la rate environ 10 onces de mercure qui s'étaient échappées par une déchirure de l'intestin grêle. Vers la fin de l'iléum, à 2 pieds au-dessus de sa terminaison au cæcum, existait un appendice vermiculaire de 4 à 5 pouces de longueur, et d'un pouce de diamètre à sa base, formé par les parois intestinales distendues, et dont le sommet adhérait, au moyen d'une substance ligamenteuse, au feuillet péritonéal qui tapisse les parois abdominales, à 1 pouce de l'ombilic. Il ne paraissait pas que les circonvolutions de l'intestin se fussent pelotonnées; mais l'appendice tiraillait l'iléum et formait autour de lui une espèce de corde au-dessus de laquelle se trouvait une distension considérable, tandis qu'au-dessous on remarquait un rétrécissement de la cavité intestinale. Ces parties étaient enflammées, mais la gangrène ne s'était pas encore manifestée (1).

OBSERVATION XII.

W. S..... âgé de 20 ans, si on en excepte un accès de coliques et une constipation qui dura huit jours, s'était toujours bien porté.

Le 6 mai, nouvelle constipation; le 7, tranchées violentes; le 9, jour de son admission à l'hôpital de Berlin, ventre peu développé, mais tendu, douloureux à une forte pression; douleur dans tout le bas-ventre, ayant un maximum d'intensité fixe à droite de l'ombilic.

La constipation continue. Vomissements depuis qu'il a pris un vomitif avant son admission; soif vive, pouls modérément fréquent, plein, mou; température normale de la peau, langue humide; le 10, *ut supra*, vomissements plus fréquents de matières mêlées de fèces. Hoquet. Le 11, vomissements plus fréquents, météorisme. Le 12, visage excavé, exprimant l'angoisse; vomissements: toujours pas de selles. Le 13, prostration; le ventre météorisé devient plus sensible, les vomissements sont plus rares, pas de selles. Le 15, prostration plus prononcée, parole inintelligible, mort, après une évacuation de quelques onces de matières fécales, molles, jaune-brunâtres.

Autopsie. Péritonite. Quelques fausses membranes entre les circonvolutions. Un diverticulum long de 4 pouces et demi, épais d'un demi-pouce, partant du bord libre de l'iléon à 2 pieds du cæcum. Il se terminait en un cordon long d'un pouce et demi, adhérent par plusieurs fibres denses au péritoine, à peu de distance à droite de l'ombilic. Les anses situées au-dessus étaient dilatées et congestionnées, elles contenaient des matières fécales liquides, d'abord jaunâtres, puis rouge-brunâtres, à mesure que l'on s'approchait du point de l'étranglement. La muqueuse présentait en cet endroit une injection sanguine et des ecchymoses de la dimension d'une lentille. Le diverticule, l'intestin au-dessous de lui, non altérés dans leur couleur, rétractés, contenaient un peu de mucus (2).

---

(1) Volff, in *Gazette médicale de Berlin*, septembre 1835.

(2) Rob. Froriep, in *Chir. Kuptertafeln*, H. 68, Tab. 343.

OBSERVATION XII.

Edwin M....., âgé de 10 ans, garçon vigoureux et bien portant, atteint, quatre ans auparavant, d'une obstruction intestinale qui céda aux remèdes habituels, fut amené, le 12 avril au matin, à l'hôpital de l'Asile royal militaire; se plaignant d'une violente douleur de ventre, siégeant spécialement à l'ombilic, avec vomissements continuels et distension générale de l'abdomen. Pouls très-petit et précipité, langue couverte d'un enduit jaune, constipation, expression de grande anxiété et d'abattement. La veille, il a mangé une *mince-pie* (pâté de viande et de raisins), et bu beaucoup d'eau froide. Saignées générale et locale, purgatifs, etc., le tout employé sans succès. Il mourut trente-six heures après la première atteinte de douleur.

Autopsie. 8 onces environ de sérum sanguinolent; les petits intestins furent trouvés fortement vascularisés, de couleur pourpre, couverts de nombreux vaisseaux rouges, et éminemment distendus, en partie par des gaz, mais surtout par une quantité considérable de liquide trouble, jaunâtre, dans lequel flottait un grand nombre de petits raisins noirs. Une disposition singulière et anormale existait dans la partie inférieure de l'abdomen; une portion adventice de l'intestin, en forme de poche ou *cul-de-sac*, ressemblant un peu à un doigt de gant, longue de 4 pouces, et d'une couleur rouge foncée, s'élevait des circonvolutions de l'iléon, à 15 pouces environ de sa terminaison au cæcum. Étendue au-dessus des bords du bassin, elle allait s'attacher à l'ombilic par son extrémité supérieure ou *aveugle* à l'aide d'une corde ligamenteuse d'un pouce et demi de long. Il était évident que les circonvolutions situées entre la poche et le cæcum étaient comprimées au point que la lumière du canal était complétement obstruée. La couleur livide de l'intestin commençait subitement au point où la poche prenait naissance, et lorsque les parties étaient en place, la corde ligamenteuse attachée à l'ombilic était fortement tendue (1).

OBSERVATION XIV.

Femme, 40 ans, coliques habituelles. Prise subitement de douleurs excessivement vives, de constipation, de symptômes si terribles (non spécifiés), qu'elle mourut huit heures après l'invasion de la maladie.

---

(1) Lawrence, *Case of fatal occlusion*, etc. (*Edinb. med. and surg. journ.*, t. XXVIV, p. 314).

Autopsie. Ventre volumineux; dans la région iliaque droite, on rencontra de nombreuses anses enroulées et étranglées par un lien (*mirabilis internæ strangulationis causam*). Ce lien était un appendice sacciforme, né à 4 pouces du cæcum (mensuration faite, l'intestin privé de mésentère), long de 4 pouces, presque du même volume que l'intestin, communiquant avec lui par une large ouverture, d'abord un peu resserré (*in colli specie*), dilaté dans son corps, et terminé en cul-de-sac très-pointu. De cette extrémité, partait une espèce de cordon solide, épais d'une ligne environ, et qui, montant à droite vers le pli que forme la jonction du cæcum et de l'iléum, venait adhérer fortement au côté latéral gauche du cæcum, un peu vers la partie postérieure; *ut æque ab hoc, ac ab ilei appendice oriri videretur.* Toute la portion de canal engagée sous cette anse était enflammée et gangrenée, c'est-à-dire depuis le point d'origine du diverticulum, jusqu'à la terminaison de l'intestin grêle. L'inflammation ne s'étendait pas au delà. Dans la cavité des anses étranglées, on trouva, outre des liquides et des gaz, de la viande et un os de bœuf (1).

OBSERVATION XV.

Un enfant de 6 ans et demi s'était plaint, depuis le vendredi 21 janvier 1844, de douleurs dans le ventre et les extrémités inférieures; deux jours après, il fait une chute à la suite d'un coup; puis il est pris dans la nuit d'une vive agitation, de douleurs de ventre et de vomissements; pas d'excrétions alvines ni urinaires. Huile de ricin, décoction de séné, qu'il vomit immédiatement, ainsi que tout ce qu'on lui administra ensuite; flexion des cuisses, ventre très-douloureux, ballonné; pouls petit et faible, mort le mardi.

Autopsie. Épanchement sanguin sous les muscles droits de l'abdomen; inflammation péritonéale vive, surtout dans la fosse iliaque droite; la cavité abdominale contenait 12 onces de sang coagulé en partie; adhérence légère de l'épiploon à la paroi antérieure de l'abdomen. 36 pouces de l'iléon étaient étranglés par un diverticule long de 3 pouces; né à 33 pouces du cæcum, il traversait une portion du mésentère, finissait en un ruban arrondi, et, se plaçant sous un autre feuillet du péritoine, il venait adhérer à une autre anse intestinale. Gangrène dans l'étendue de 3 pouces au-dessus du point de l'étranglement et jusqu'au cæcum; ce dernier et son appendice, qui avaient contracté des adhérences récentes, participaient à la mortification. Le mésentère correspondant était couvert de sang

---

(1) Van Dœveren, *Obs. ac.*, cap. 5, § 14, p. 79, et Sandifort, *Mus. an.*, *suppellex an. Dœver.*, p. 121.

coagulé, et, en un point, on pouvait voir un caillot fibrineux du volume d'une aveline, point où avait dû se faire l'effusion du sang. Les anses étranglées étaient affaissées; une quantité de liquide rouge, mélange de mucus et de sang, s'en écoula. Évidemment ici, il y avait antérieurement congestion, hyperémie, peut-être même un certain degré d'inflammation, et la violence a produit l'étranglement et l'effusion de sang. Ce fut l'opinion de M. Tinniswood et celle de la cour d'assises, appelée à juger le fait de violence (1).

OBSERVATION XVI.

En août 1830, une vieille femme mourut d'un iléus datant de huit jours. A l'autopsie, trois anses gangrenées et distendues étaient à leur base étranglées par une anse aussi gangrenée, plus étroite, et dépourvue de mésentère, puis par une bride très-mince.

Le point de continuité de l'iléon avec cette anse était rétréci, étranglé par deux circulaires de la bride, et caché profondément. On coupa l'intestin par sa partie moyenne, et on put voir le diverticule long d'environ 3 pouces, large d'abord d'un demi-pouce, se rétrécissant graduellement dans son dernier tiers, et se transformant en une bride longue de 3 pouces.

Celle-ci, se contournant circulairement, venait s'insérer près du point d'origine du diverticule. C'est dans l'anse ainsi formée que pénétraient les trois circonvolutions sus-mentionnées (2).

OBSERVATION XVII.

Femme, 24 ans, entrée à l'hôpital Beaujon, le 21 mars 1851, deux mois après un premier accouchement qui avait laissé des douleurs sourdes dans le ventre; présentant une inflammation chronique du ligament large du côté droit. La malade accusait fort peu de souffrances, elle eut seulement quelques selles diarrhéiques le 30 et le 31 mars. Elles avaient cessé le 1er avril.

Le 2, au matin, ayant mangé des pommes de terre au déjeuner, elle les vomit dans l'après-midi, et continua de ressentir des nausées et des coliques, sans évacuations alvines. Le 3, ventre doulouloureux, un peu de fièvre, pas de vomissements. A quatre heures du soir, vomissements de matière jaunâtre, grumeleuse, d'odeur stercorale, ventre très-sensible, traits de la face fort altérés, pouls misé-

(1) Dr Tinniswood, in *London and Edinb. monthly. journ.*, july 1844.
(2) Eschricht in Müller, *Arch. f. Anat. und Phys.*, Jahrg. 1834, p. 222.

rable. Le 4, au matin, pas de vomissement depuis la veille, pouls un peu relevé ; ventre ballonné et très-douloureux (sangsues, potion de Rivière). Mort à six heures du soir.

Autopsie. Estomac et intestin grêle très-distendus ; le grand épiploon et le bas de l'intestin grêle adhèrent fortement entre eux, ainsi qu'à la paroi antérieure de l'abdomen et à la tumeur de l'utérus (induration du tissu cellulaire du ligament large), dans le voisinage de l'arcade crurale droite. Le péritoine contient plusieurs verres d'un liquide trouble, séro-purulent ; il présente, surtout dans l'intestin grêle, une rougeur vive, des aborisations et des adhérences de récente formation. A 1 mètre du cæcum, l'iléon se bifurque (fig. 10), l'une de ces branches constitue le canal intestinal ; l'autre (D, fig. 10), à peu près égale à la première à son origine, se rétrécit peu à peu, se contourne sans lui adhérer autour d'une anse formée par la presque totalité de l'intestin compris entre son point d'émergence et le cæcum ; elle se termine, après ce trajet spiroïde de 10 centimètres, par une extrémité fermée, étroite, de laquelle partent des filaments fibreux (E) fixés au bout supérieur de l'anse originelle, à l'épiploon et à la paroi abdominale, dans le lieu cité plus haut. L'anse étranglée est resserrée et vide, elle présente aux points de constriction une coloration d'un blanc grisâtre qui contraste avec celle des anses supérieures à l'obstacle ; celles-ci sont dilatées et contiennent une certaine quantité de liquide grumeleux jaunâtre.

Les parties ne semblent nullement serrées par la corde qui les embrasse. Les tuniques intestinales sont généralement intactes, si ce n'est la petite anse (A), située immédiatement au-dessus de l'étranglement. C'est la portion qui adhérait avec la paroi abdominale. Elle est d'un gris ardoisé, un peu ramollie, et, après avoir été détachée de ses adhérences, elle a présenté deux perforations qui ont donné issue à un liquide puriforme et à des gaz très-fétides (1).

OBSERVATION XVIII.

T....., terrassier, 50 ans. Entré, le 5 janvier, à l'hôpital Bon-Secours. Tension et ballonnement du ventre ; douleur abdominale sans siége précis ; constipation ; vomissements de liquides jaunâtres. Pas de fièvre. Deux jours plus tard la fièvre se montra. Sangsues, glace, calomel, purgatifs, qui n'amènent aucune garde-robe.

---

(1) Bouvier, *Étrangl. de l'int. par un divert.* (*Bull. de l'Acad. de Méd.*, t. XVI, p. 683 ; 1851).

Le 12, bains, sangsues, pilules de Sédillot; une selle; amélioration légère; la fièvre persiste. Le 16, mort par péritonite.

Autopsie. Péritoine piqueté; un peu de sérosité; intestin grêle très-dilaté. Une anse, appliquée contre la colonne vertébrale, était embrassée par une bride bleue noirâtre; cette bride partait du bord libre de l'intestin grêle à 4 mètres et demi du duodénum, et allait adhérer au mésentère en formant un demi-anneau, dans lequel, ajoute M. Fano (1), l'anse d'intestin embrassée jouait parfaitement. Ce diverticule communiquait avec l'intestin par un orifice dont les bords présentaient un épaississement très-marqué; son corps était cylindrique, trois fois environ plus gros qu'une plume d'oie.

OBSERVATION XIX.

François R....., 29 ans, entré, le 16 avril 1853, salle Saint-Martin, n° 20, service de M. Devay. Il y a trois jours, au milieu d'une bonne santé, il a été pris, sans cause appréciable, de vives coliques accompagnées de constipation. Il n'y avait fait d'abord que peu d'attention, parce que quelque temps auparavant il avait ressenti les mêmes symptômes et s'en était débarrassé en prenant 60 grammes d'huile de ricin; cette seconde fois il s'est administré le même purgatif, mais sans aucun effet. Les douleurs abdominales sont très-violentes; le malade se tord sur son lit et cherche en vain dans un changement continuel de position à soulager ses souffrances. Le ventre est un peu ballonné, dur, résistant, très-douloureux au toucher. A droite, au-dessus de l'anneau inguinal, on sent une tuméfaction ou plutôt un empâtement impossible à circonscrire à cause de la résistance et de la contraction des parois abdominales. Il n'y a pas de hernie externe.

La langue est blanche; il n'y a pas de vomissements de bile ni de matières fécales; seulement le malade rend tout ce qu'il prend, même les boissons. Le pouls, petit, presque filiforme, très-fréquent, marque 140 pulsations par minute; la respiration pénible, accélérée, présente 60 inspirations. La face est pâle, grippée, pleine d'anxiété. (Prescription : sangsues sur l'abdomen, grand bain, frictions d'onguent napolitain, lavement purgatif.) Ces divers moyens calment un peu le malade; le lavement est rendu au bout de dix minutes, n'amenant avec lui que peu de matières. Le soir, lavement laudanisé. Dans la nuit, les douleurs reviennent plus intenses; agitation, délire. Mort à quatre heures du matin.

A l'*autopsie*, épanchement séro-sanguin assez considérable; plusieurs anses

(1) *L'Union méd.*, 1849, n° 60, p. 238.

d'intestin grêle, une surtout, sont distendues par des matières et par des gaz; elles présentent une coloration d'un rouge-brun et laissent échapper une odeur gangréneuse très-forte; la tunique péritonéale se déchire et s'enlève avec facilité; les extrémités de ces anses intestinales sont, dans la région iléo-cæcale, fortement serrées par un cordon d'une coloration rouge-brun, semblable à celle de l'intestin, excepté au milieu de son étendue, où la constriction qu'elle opère est plus forte et où elle présente un moindre diamètre et une coloration blanchâtre.

En saisissant l'intestin au-dessus du point où s'opère la constriction et suivant peu à peu les circonvolutions, on voit qu'il passe une première fois sous la ligature, puis décrit une grande circonvolution, passe sous une seconde bride rapprochée de la première avec laquelle elle est parallèle, fait un trajet de 3 centimètres pour repasser une deuxième fois sous la première, décrit encore une circonvolution assez étendue, et vient enfin repasser une troisième fois sous la première bride, mais en sens inverse des deux premières fois, et enfin après un trajet de 2 centimètres arrive au cæcum, lequel est pourvu de son appendice cæcal. La bride, qui est un diverticule, émerge de l'intestin, avec lequel elle communique, à 1 mètre au-dessus du cæcum; elle est longue de 10 centimètres, grosse comme un tuyau de plume; immédiatement à sa naissance elle s'enfonce dans la masse intestinale, contourne dans une première anse trois portions d'intestin, disparaît de nouveau, puis remonte à sa surface en formant une seconde anse qui s'enroule autour d'une seule portion d'intestin. Le diverticule forme ainsi une espèce de huit de chiffre; après ce trajet il se termine par un renflement gros comme la pulpe du doigt et va s'insérer près du cæcum au mésentère par une petite corde fibreuse très-résistante. A l'incision de l'appendice il sort des matières semblables à celles de l'intestin; celui-ci, déroulé, porte dans quatre endroits de son étendue les traces de la forte constriction qu'il a éprouvée (1).

OBSERVATION XX.

Le Dr Wade donne à la Société médicale de Londres la relation d'un étranglement produit par un diverticule iléal de 2 pouces et demi de long (2).

---

(1) *Gazette méd. de Lyon*, 1853.

(2) *London med. gaz.*, janvier 1851.

OBSERVATION XXI.

Chez une jeune femme, morte après une maladie de peu de durée, un lien étendu d'un diverticule jusqu'au mésentère étranglait une anse intestinale (1).

OBSERVATION XXII.

Un jeune homme, d'une santé florissante, âgé de 18 ans, mourut d'étranglement intestinal. Le mercure coulant avait amené une rémission momentanée des symptômes qui, au bout de quelques jours, sont devenus très-graves.

A l'*autopsie*, Ulmer trouva, à la distance de 15 pouces de la valvule cæcale, un diverticule vrai, tellement gangrené, qu'il avait donné issue aux matières fécales et au mercure dans la cavité abdominale, par une déchirure de son extrémité adhérente (2).

OBSERVATION XXIII.

Voyez plus loin la note détaillée qui m'a été remise par mon collègue et ami Hallé, interne du service de M. Nélaton.

OBSERVATION XXIV.

Un diverticulum naissant de la partie inférieure de l'iléon adhérait par son extrémité aveugle au mésentère, et à travers l'anneau qu'il formait était passée une portion d'intestin commencant à s'étrangler. L'homme qui en était porteur mourut à l'hôpital de la marine (Chelsea) avec tous les symptômes de la colique bilieuse, après avoir eu fréquemment de pareilles atteintes (3).

---

(1) John Struthers, *Monthly Edinb. journ.*, 7 avril 1854, p. 157.

(2) *U. Innere Darmeinklemmung und ihre Beh. Wurt. Zeits. f. Chir.*, in *Schmidt's Jahrb.*, 1851, Bd. LXX, p. 345.

(3) Dr Townsend, in Jackson, *Descript. cat. of the mus. of Bost.*, n° 496.

Note sur un cas d'occlusion intestinale par diverticulum adhérent.

(Observation due à l'obligeance de mon collègue et ami Hallé, qui l'a recueillie.)

V....., 59 ans, homme de confiance dans une maison de serrurerie; entré le 20 mars à l'hôpital des Cliniques, opéré le 21, mort le 22 mars 1862.

Ce malade a toujours été d'une bonne santé; il a plusieurs enfants; ses digestions se sont toujours très-régulièrement faites; il n'a jamais eu jusqu'alors d'accidents analogues à celui qu'il présente aujourd'hui.

Il fut pris, le 16 mars, sans raison et subitement, de coliques vives; il avait été à la selle deux jours auparavant, il ne rendit rien.

Le 17, un médecin fait prendre une bouteille d'eau de Sedlitz, qui n'agit pas. Douleurs de ventre très-vives; une deuxième purgation n'a pas plus d'effet. Depuis cinq jours, le malade n'a pas été à la selle, n'a rendu par le fondement ni matières fécales, ni liquides, ni gaz.

Le 19, on administre 2 gouttes d'huile de croton; même insuccès.

M. Nélaton, appelé près du malade le 20 mars, le trouve dans un état très-alarmant; il avait déjà vomi des matières fécaloïdes, brunâtres, troubles, jaunes, d'odeur caractéristique, le ventre est très-ballonné. Le malade est transporté à l'hôpital de la Clinique le 20 mars, à quatre heures du soir. Il présente les symptômes suivants:

Facies grippé, yeux excavés, cernés, difficulté de respirer; peau froide, humide, visqueuse; extrémités froides, ventre ballonné, sonore à la percussion dans toute son étendue, sauf dans un point de la fosse iliaque droite, à quatre travers de doigt au-dessus de l'arcade fémorale; en ce point on sent une dureté; les anses intestinales sont dessinées surtout à l'épigastre, sur le trajet du côlon transverse et dans les flancs; douleur à la pression, surtout dans la fosse iliaque droite. Le malade a le pouls fréquent, petit, dépressible. Il peut, malgré son état, donner des renseignements précis sur sa position et la marche de sa maladie. Sa voix est éteinte.

Dès le moment de son arrivée, on fit placer sur la fosse iliaque droite une vessie remplie de glace concassée; le malade avala des fragments de glace et but de l'eau de Seltz en petite quantité. On plaça des boules d'eau chaude aux pieds et dans le lit; peu de boissons; pas d'aliments.

Nuit assez calme; pas d'évacuations de matières fécales ou liquides, ni de gaz; pas de vomissements.

Le 21 au matin, vers six heures, le malade vomit environ la valeur d'un verre de liquide jaunâtre, fétide. A huit heures, M. Nélaton examine le malade et décide qu'il y a opportunité de pratiquer l'opération de l'entérotomie le plus tôt possible. L'opération a lieu à neuf heures et demie.

Pendant la leçon que M. Nélaton fit sur ce malade, il passa en revue les diverses causes d'étranglement interne, d'occlusion intestinale par adhérence d'un diverticulum intestinal à la paroi abdominale et sous lequel passe l'intestin, qui s'étrangle. Le malade, si on ne pratique pas d'opération, est voué à une mort certaine, par suite d'inflammation de l'anse étranglée et de péritonite. Si l'on pratique une opération ayant pour but de donner un libre cours aux matières fécales arrêtées, on met le malade dans de bonnes conditions qui peuvent faciliter la désobstruction intestinale. M. Nélaton n'est pas d'avis d'aller à la recherche de l'étranglement, comme le pratiquait Dupuytren (1); il pense qu'il faut se contenter d'ouvrir la paroi abdominale au niveau de la portion dure et mate, saisir la première anse qui se présente à l'incision. Or cette anse ne peut être qu'une portion de l'intestin distendue et supérieure à l'étranglement. On fixe l'anse intestinale à la paroi abdominale par des points de suture avec des fils d'argent, et on ouvre l'intestin qui se vide. M. Nélaton a pratiqué cette opération six fois et a obtenu trois succès. Telle est l'opération faite à notre malade:

Incision longue de 8 centimètres, oblique de haut en bas, de dehors en dedans, et placée à environ quatre travers de doigt de l'arcade crurale dont elle suit à peu près la direction. Les extrémités de cette incision ont cela de remarquable que les bords de la plaie sont obliques et plus rétrécis au fond qu'à la surface cutanée, de façon à faciliter l'écoulement des matières liquides, qui, par cette disposition, ont moins de tendance à pénétrer dans la cavité péritonéale. M. Nélaton saisit la première anse intestinale qui se présente et la fixe à la plaie de la paroi abdominale à l'aide de cinq fils métalliques. L'anse ouverte donne issue à un flot de matières liquides jaunes et présentant une odeur de matières fécales évidente. La quantité qui s'en écoula peut être évaluée de 5 à 6 litres. Dès lors, le malade ressentit un grand bien-être ; la respiration se fit mieux ; la parole lui revint manifestement; sa figure, qui avait le caractère hippocratique, abdominal, à un si haut degré, redevint bonne; ses joues se colorèrent et sa peau fut un peu moins froide. Quand l'écoulement, que l'on favorisa par de très-légères pressions sur la paroi abdominale, eut diminué, on plaça une sonde gros calibre et en

(1) S'il nous était permis d'avoir une opinion, nous dirions que, dans ce cas, la gastrotomie nous eût paru applicable, à cause de la connaissance du siége de l'obstacle et de l'absence de la péritonite.

gomme dans le bout inférieur de l'anse. On la fixa à l'aide de diachylon; le malade fut reporté dans son lit et on le surveilla tout le reste du jour. Le soir, à la visite, le malade était bien, avait dormi un peu; mais la sonde, ne donnant plus de liquide, fut ôtée ; elle était bouchée; on ne la remplaça pas. La plaie resta entr'ouverte, laissant écouler des matières liquides; son lit même en fut rempli; on changea le malade, qui ne fut pas fatigué. Il continua à prendre de la glace concassée et du vin étendu d'eau pour boisson. La nuit fut agitée; le malade, sans qu'il souffrît, se remua beaucoup et se leva presque; il eut du délire. L'incision abdominale laissait écouler peu de liquide. On donna au malade une potion avec sirop diacode, 30 gr. Pas de vomissements; refroidissement; mort à six heures du matin, vingt et une heures après l'opération.

L'autopsie ne révéla aucune trace de péritonite, aucun épanchement dans le bassin ni dans la cavité abdominale. Les bords de la plaie étaient déjà presque complétement soudés à l'anse intestinale; il fallait une certaine traction pour les séparer.

On put alors se rendre compte du mécanisme de l'étranglement. Une anse intestinale se trouvait décrire un S et s'engageait sous un pont que formait un diverticulum né de la paroi de l'intestin avant son passage sous ce pont; ce diverticulum était un peu rempli de liquide, il avait la structure du reste de l'intestin. L'anse intestinale, après s'être engagée sous l'espèce de pont, venait se jeter dans le cæcum. Par conséquent, l'occlusion, qui avait lieu par la compression qu'exerçaient, d'un côté, le diverticulum, et, de l'autre, le détroit supérieur du bassin sur l'anse intestinale, était voisine de l'intestin grêle. Le diverticulum venait, par son extrémité libre, adhérer à la paroi abdominale, un peu au-dessus de l'anneau inguinal du côté droit. L'anse intestinale, qui fut ouverte, était située au-dessus de l'étranglement et environ à 18 centimètres de la valvule iléo-cæcale. Le malade conservait donc, s'il avait vécu, presque tout son intestin grêle, ce qui lui assurait l'intégrité de ses fonctions digestives.

§ II. — ÉTRANGLEMENT PAR DIVERTICULE NON ADHÉRENT.

Le diverticule, libre de toute adhérence, flottant dans la cavité abdominale, peut se nouer autour de l'intestin et l'étrangler. Le premier fait de ce genre qui soit connu est le suivant (1) :

---

(1) Regnault, in *Bull. de la Faculté et de la Société de méd. de Paris*, ann. 1816, p. 248-250.

OBSERVATION XXV.

H. M....., 19 ans, après une grande fatigue et de violentes secousses (il était laquais, et s'est tenu tout un jour debout derrière un cabriolet), est pris, le 13 décembre 1816, de tous les accidents d'un étranglement. Vomissements rares et terminaux. Mort en deux jours.

A l'*autopsie*, on trouva les signes d'une péritonite intense, plus *un étranglement insolite et tout à fait étrange*. Il occupait le côté droit de l'hypogastre, en avant et en dehors du psoas.

La dissection de la pièce fut faite par MM. Béclard, chef des travaux anatomiques, J. Cloquet, prosecteur, qui fournirent à la Société de la Faculté la note suivante : « L'étranglement était formé par un nœud très-serré; nous sommes parvenus à le desserrer, et nous avons trouvé : 1° que l'intestin iléon donnait naissance (fig. 12) à un appendice pédiculé B, long de 6 pouces, très-mobile, et qui causait l'étranglement, en formant un nœud autour d'une anse du même intestin. A l'endroit où l'appendice se détachait de l'intestin, le calibre de celui-ci était un peu rétréci; l'anse d'intestin, étranglée par cet appendice, avait 1 pied et demi de long. Pour donner une idée exacte de cet étranglement, nous avons représenté par des lignes ponctuées le chemin parcouru par l'appendice pour embrasser l'intestin. Il s'était porté derrière l'intestin en C, et ensuite, réfléchi sur lui-même en D, il était venu se croiser en passant sur lui-même en E, et près de sa naissance de l'intestin; de cette manière, il formait un véritable nœud qui embrassait l'anse intestinale et son mésentère. Des deux bouts de l'intestin, l'un, situé au-dessus du nœud de l'appendice, était rouge, enflammé et très-dilaté; l'autre, inférieur, était pâle, rétréci et n'offrait aucune trace d'inflammation.

« L'intestin étranglé était rouge, très-distendu, et rempli par une pinte environ d'un sang noir, fétide, très-fluide. L'appendice était plein d'un semblable liquide, mais qui ne pouvait refluer dans l'intestin, même par une forte pression, parce que le nœud qu'il formait s'opposait à son passage. Les membranes de l'intestin étaient rouges et comme infiltrées de sang. Le nœud de l'appendice devait être récent, car il n'avait fait aucune empreinte sur l'intestin, qui reprit son calibre dès que nous eûmes défait cette ligature accidentelle. »

M. Parise, professeur de clinique chirurgicale à l'École de médecine de Lille, présenta à l'Académie de Médecine, le 28 janvier 1851, un mémoire *sur le mécanisme de l'étranglement intestinal par un nœud diverticulaire*. Les conclusions que ce savant et habile chirur-

gien en a tirées sont devenues classiques (1). L'analyse de ce remarquable travail a été donnée par le *Bulletin de l'Académie* (2).

Grâce à l'extrême bienveillance de mon premier maître, je pourrai ajouter à cette analyse quelques détails importants. M. Parise a bien voulu me communiquer le manuscrit de son mémoire, et j'y ai puisé une partie des opinions qui ont trait à ce chapitre de mon travail.

Je suis heureux de pouvoir publiquement lui témoigner toute ma gratitude pour ce nouveau service et pour le privilége particulier dont il m'a ainsi honoré.

Mécanisme, causes.

L'étranglement par nœud diverticulaire se présente sous deux formes, selon qu'il est à anse simple (3) ou à anse double.

A. Dans la première forme, le diverticule contourne le pédicule d'une anse intestinale, et constitue avec cette anse un nœud simple à rosette (fig. 12). C'est là le cas de Regnault, cité plus haut. M. Parise a observé un fait analogue pendant son internat à la Pitié, et en cite deux observations : l'une de M. Alph. Pasquier, l'autre de M. Brigandat. Depuis le travail de mon premier maître, un nouveau cas, observé par M. Wenzel Gruber (4), est venu s'ajouter à ce nombre de faits assez restreint. Voici ce qui a lieu : « Le diverticule saisit l'anse qui lui est supérieure ou inférieure, en contourne le pédicule (fig. 12), passe au-dessous de sa propre origine en se plaçant entre elle et l'intestin qui lui a donné naissance, et enfin se dilate en ampoule. »

---

(1) Nélaton, *OEuvres chirurg.*, t. IV, p. 464.

(2) *Bull. de l'Acad. de Méd.*, t. XVI, p. 373.

(3) Deux cas semblables pour l'appendice du cæcum : Vassor, thèse de Paris, 1852 ; Mortier, *Journal compl. des sciences médic.*, t. VI, p. 108.

(4) *U. incarc. int. durch. das Wahre Darmdiv.* (*Petersb. med. Zeitschrift*, 1861, n° 2).

Pour que le nœud se produise, deux conditions anatomiques sont nécessaires : une longueur suffisante du diverticule (8 à 9 cent. environ), pour qu'il puisse contourner l'intestin et se nouer autour de lui ; une largeur assez grande de son extrémité libre, pour qu'elle puisse se dilater en ampoule et maintenir la fixité du nœud.

Nous avons vu que MM. Béclard et Cloquet avaient saisi une partie de ce mécanisme, la formation du nœud ; ils s'expriment moins clairement quant à sa fixité. Pour M. Parise, cette ampoule terminale, dilatée par des gaz, des liquides, et même des matières concrètes, agit là comme « le nœud solide que l'on fait sur l'un des chefs d'un nœud coulant, pour en assurer la solidité. » Cette dilatation est *la clef de l'étranglement.* Au début, la constriction n'étant pas complète, le cours des matières n'est pas entièrement suspendu ; mais, le corps du diverticule se comprimant de plus en plus par l'extension de l'anse étranglée, le nœud tend à devenir de plus en plus fixe.

M. Wenzel Gruber est arrivé à des conclusions un peu différentes; tandis que pour M. Parise, le diverticule est actif, pour le médecin russe (qui donne une description très-longue et très-difficile de ce mécanisme), il est purement passif au moment où l'étranglement a lieu ; il faut d'abord que le diverticule ait formé une boucle, un nœud. Dans le fait qu'il a observé, il était disposé en spirale, grâce à la présence d'un repli mésentérique qui manque dans les autres cas. C'est dans ces conditions que l'anse intestinale, seule active, s'engage peu à peu dans l'orifice de nouvelle formation. Nous ne nous arrêterons pas à discuter ces théories ; le fait important est que, l'étranglement existant, on connaisse la constitution du nœud et la raison de sa solidité. Sur ce point les deux auteurs sont d'accord ; ils diffèrent quant à la succession des phénomènes mécaniques primordiaux de l'étranglement.

Quoi qu'il en soit, une nouvelle question se présente : sous quelle influence le diverticule forme-t-il le nœud ? On a étudié le nœud constitué, mais non les agents qui avaient donné l'impulsion. Les seules causes que l'on puisse invoquer sont les mouvements tumultueux de l'intestin et de son appendice, les secousses, les violences portant sur la région abdominale (obs. XXV). Ces causes ont pu agir directement sur le diverticule et la masse intestinale, qui, par ses mouvements insolites et la compression qui en est la conséquence, a conduit, pour ainsi dire, l'appendice dans la position vicieuse.

B. Dans la seconde forme, « deux anses sont étranglées, l'une supérieure, l'autre inférieure à l'origine du diverticule; de ces deux anses, l'une entre dans le nœud par une rotation préalable (anse rotatoire, l'autre est nouée par le diverticule comme dans la première forme (anse nodale) » (*Bull. Acad.*). La première est ainsi nommée, parce qu'elle est enroulée sur son pédicule, et qu'elle ne peut pénétrer dans le nœud qu'à la condition de cette rotation; la seconde, nodale, est seule essentielle à la formation du nœud.

Cette variété est décrite d'après un cas unique observé par M. Michel Lévy (1), et étudié par M. Parise, alors chef des travaux anatomiques au Val-de-Grâce. Nous ne pouvons mieux faire pour la facile compréhension du mécanisme de cet étranglement, que de donner le résumé de l'observation, et de reproduire le passage qui a trait à la formation et à la constitution du nœud.

OBSERVATION XXVI.

R....., né le 21 août 1819. 23 janvier 1845, repas indigeste; peu après, marche fatigante, suivie immédiatement d'une autre course de trois quarts de lieue. Coliques aussitôt après; puis tous les signes d'un étranglement; douleur fixe, circonscrite, et s'irradiant dans le reste de l'abdomen; absence de vomissements stercoraux, vomissements bilieux, rares; mort le 25, à une heure du matin.

Autopsie. Sérosité dans l'abdomen, péritoine peu injecté. Pas de fausses

---

(1) Observation d'une nouvelle forme d'étranglement dite par nœud intestinal, par le Dr Michel Lévy (*Gazette médicale*, 1845, p. 129).

membranes ni de productions albumineuses; distension de l'intestin grêle, lequel est de couleur brune, même noirâtre, surtout dans sa partie inférieure.

« En portant la main au côté gauche du mésentère, on reconnaît un anneau formé par l'intestin lui-même, à travers lequel viennent s'étrangler plusieurs anses intestinales; cet anneau était placé au devant de la quatrième lombaire et sur son côté droit. L'étranglement est évidemment produit par un diverticulum intestinal, lequel forme un nœud, une double anse d'intestin en huit de chiffre, etc. etc. »

Examen et dissection de la pièce par M. Parise (voyez fig. 13):

« La portion de l'intestin comprise dans l'étranglement, depuis son entrée dans l'anneau constricteur jusqu'à sa sortie, a 2 mètres au moins de longueur; elle comprend toute l'extrémité inférieure de l'iléon, à l'exception des douze derniers centimètres qui tiennent à la valvule iléo-cæcale; elle se compose de deux anses à peu près de même longueur. Appelons *supérieure* la première anse, celle qui se continue avec le bout supérieur de l'iléon, et *inférieure*, celle qui se prolonge vers le cæcum. Ces deux anses se continuent l'une avec l'autre et sont réunies par un *nœud* qui est formé de la manière suivante:

« Au point de réunion des deux anses, vers le milieu de la portion étranglée, à 1 mètre environ de la valvule iléo-cæcale, on voit naître, du bord libre de l'intestin, un diverticulum ou prolongement long de 10 centimètres, formé par toutes les tuniques de l'intestin, dont il a le calibre lorsqu'il est insufflé, et se terminant en une extrémité arrondie; mais il n'a plus cette forme lorsqu'on l'examine en place. Dilaté à son origine, il se rétrécit à sa partie moyenne en manière d'un cordon aplati, et se dilate en une ampoule terminale, arrondie, distendue par des gaz, au point d'égaler le volume d'un gros œuf de poule. Le diverticulum remonte vers le bout supérieur, se courbe à gauche, embrasse le pédicule de l'anse supérieure, se contourne à droite, reparaît à gauche en s'engageant dans l'angle de bifurcation qui lui a donné naissance, et se termine par une ampoule qui presse sur le côté gauche de cette bifurcation.

« D'où l'on voit déjà que l'anse supérieure avec le diverticulum représente un nœud, dont l'un des chefs, le supérieur, formerait une rosette ou un nœud coulant, et dont l'un des chefs serait terminé par un autre nœud solide, ou mieux, par un tampon destiné à maintenir la solidité du nœud coulant. En effet, si après avoir un peu relâché le nœud, on tire sur le bout supérieur de l'intestin, on peut amener toute l'anse intestinale supérieure, défaire le nœud et détruire l'étranglement. Si au contraire on tire sur l'anse tout entière ou seulement sur son bout le plus voisin du diverticulum, on l'étreint davantage. L'extrémité renflée du diverticulum a donc joué un rôle essentiel dans l'étranglement; celui-ci eût disparu à l'instant, si elle se fût vidée des matières liquides et gazeuses qui la distendaient.

«Quant à l'anse supérieure, voici sa disposition : l'intestin, après avoir formé le nœud et fourni le diverticulum, continue à descendre, décrit une anse d'un mètre de long, revient vers le nœud qu'il traverse, et va se terminer au cæcum après un trajet de 12 centimètres.

«On ne comprend la formation de cette anse et son entrée dans le nœud, qu'en admettant qu'elle avait éprouvé sur son pédicule un mouvement de rotation de bas en haut, et de droite à gauche, en vertu duquel elle a exécuté un tour sur elle-même, entraînant avec elle le diverticulum, avant que celui-ci eût embrassé l'anse supérieure.

«En résumé, l'anse intestinale inférieure, après s'être enroulée sur elle-même, a saisi, au moyen de son diverticulum, l'anse d'intestin située immédiatement au-dessus, en décrivant un nœud simple ; de sorte que la constriction porte sur trois points, et intercepte deux anses avec leur double pédicule mésentérique.»

Ce mésentère se comporte différemment par rapport à chacune des anses ; au niveau du pédicule de l'anse nodale, il est tassé, plissé ; au niveau de l'autre, il a imité l'enroulement de l'intestin, et la torsion de cette membrane a constitué comme une petite gouttière contournée.

M. Malgaigne, dans son rapport à l'Académie (1), et après lui M. Besnier (2), reprochent à M. Parise «la minutie de ces détails, presque inutiles, disent-ils, au point de vue pratique ; mais, comme le dit mon très-cher maître en parlant des chances de la gastrotomie :

«Si, le mécanisme de tous ces étranglements étant mieux connu, l'opérateur n'avait plus crainte de rencontrer une de ces dispositions insolites, inattendues, que l'anatomiste ne débrouille qu'avec peine ; si, d'autre part, un guide sûr pouvait le conduire au siége de

(1) *Bullet. de l'Acad. de Méd.*, t. XVII, p. 28-32.

(2) *Loc. cit.*, p. 216 et suivantes.

l'étranglement, si enfin il avait la certitude de ne pas abandonner une opération commencée, et de pouvoir dans tous les cas remplir une indication rationnelle; n'y aurait-il pas lieu d'espérer des succès plus fréquents ? »

N'est-ce pas là une réponse anticipée au reproche qui lui a été adressé ?

Toutes les observations portent sur des hommes adultes. Le plus jeune avait 19 ans, le plus âgé 36.

Anatomie pathologique.

Les altérations anatomiques du péritoine, toujours récentes, sont à peu près les mêmes que dans l'étranglement par diverticule adhérent.

Comme on a déjà pu le voir, le diverticule, qui, à l'état normal, est presque uniforme, est, lorsqu'il devient l'agent d'une constriction, comprimé, aplati, transformé en corde dans son corps, quelquefois tordu. Son extrémité libre se dilate en ampoule, et l'on comprend que l'exagération de cette dilatation puisse amener une rupture et toutes ses conséquences. Du reste cette disposition évasée est quelquefois antérieure à la formation du nœud, à un moindre degré toutefois (voy. art. *Anatomie,* p. 17); la couleur de l'appendice n'est notée que dans le cas de M. Gruber, où il présentait une coloration blanchâtre; ses parois étaient très-friables. La cavité de l'ampoule contient des gaz, un liquide brun noirâtre, d'autres fois un peu de matières solides.

M. Malgaigne (*loc. cit.*) a insisté sur la multiplicité des points de l'étranglement; celui-ci porte sur l'intestin, sur le diverticule, sur ces deux parties ensemble. Nous avons déjà signalé ces faits dans le chapitre précédent.

Au début, l'appendice constricteur altère peu l'intestin, n'y laisse aucune empreinte, mais bientôt l'épanchement de sang et de sérosité dans les tuniques de ce dernier forme autour du diverticule un bourrelet qui finit quelquefois par le cacher au fond d'une gouttière serrée. Dans le cas de Gruber, l'étranglement était plus marqué sur l'anse qui correspondait immédiatement au point d'émergence de l'appendice : la présence d'un méso-diverticule, dont le bord tranchant augmentait la constriction, paraît y avoir été pour quelque chose. Le mésentère est infiltré de sang et de sérosité; les anses, incarcérées, présentent le même état que dans l'étranglement par diverticulum adhérent. Remarquons qu'ici il n'est signalé aucune érosion, aucune gangrène complète, probablement à cause de l'issue rapidement funeste.

Signes, diagnostic, marche, pronostic.

Ce sont ceux d'un étranglement intérieur. Notons quelques particularités. Le début est brusque ; pas d'antécédents de coliques habituelles. Dans le cas de Gruber, l'invasion paraît avoir été moins rapide. La douleur, vive, existe dès le début, et, dans la majorité des cas, a son siége ou son maximum d'intensité dans la région ombilicale, à droite, entre cette région et le cæcum.

La pression l'exaspère. Le ventre est tantôt météorisé dans toute son étendue (XXI), tantôt un point est mat, la région iliaque droite (XXVI), la région ombilicale (XXVII). Les vomissements sont peu fréquents, rarement stercoraux, et alors toujours à la fin de la maladie. Dans le cas de Regnault, quelques instants avant la mort, il y eut un vomissement abondant « de sérosité verdâtre très-fétide. » Constipation absolue. Tous ces symptômes ne présentent que des nuances pour les différencier de ceux des autres espèces d'étranglement par bride; nous sommes porté à penser avec M. W. Gruber que le diagnostic précis est bien difficile. M. Parise essaye d'y arriver par exclusion et par la connaissance des antécédents du malade; aussi l'absence de toute circonstance capable d'indiquer l'existence de corps étrangers, de brides pseudo-membraneuses, de rétrécissements organiques, d'invagination, pourra faire présumer l'étranglement diverticulaire. La coïncidence d'un vice de conformation avec ces symptômes et ces antécédents ne pourrait-elle pas augmenter la présomption de l'existence d'un pareil étranglement? (v. ch. II, § 1, p. 61 et an.) La marche de cette affection est d'une effrayante rapidité, deux jours (XXV), trois (XXVI), quatre (XXVII); le malade observé par M. Parise à la Pitié vécut sept jours.

Le pronostic est toujours funeste, nous avons vu que la disposition même du nœud amenait sa persistance. La péritonite se généralise très-promptement.

Pour terminer cette esquisse, nous la faisons suivre du résumé de l'observation de M. Gruber qui porte le nombre des faits de cette espèce à sept.

OBSERVATION XXVII.

W....., artilleur, 22 ans, s'est toujours bien porté jusqu'au 7 mars 1861. Le 8, coliques accompagnées de constipation. Le 11, un vomissement. Le 12 (jour d'entrée à la clinique), douleurs cuisantes dans le ventre, surtout dans la région ombilicale, exaspérées par la pression et les inspirations profondes. L'abdomen est soulevé et tendu; matité dans la région de l'ombilic, sonorité tympanique partout ailleurs. La constipation continue; éructations, hoquet, soif ardente. Pouls très-fréquent, incomptable, filiforme, extrémités froides. Température de l'aisselle, 36°. Mort à midi et demi.

Autopsie. Dans la cavité péritonéale, quantité considérable de sérum louche, mélangé d'un peu de sang. En soulevant les circonvolutions de l'intestin grêle distendu, on rencontre une anse intestinale étranglée par un lien arrondi; elle commence à 14 pieds 4 pouces et 2 lignes de l'estomac (1), mesure 8 pieds 9 pouces; elle comprend donc presque entièrement la partie médiane de l'iléon. Son pédicule est distant du cæcum de 3 pieds 5 pouces, il occupe la région mésogastrique un peu vers la droite, le reste de l'anse descend dans l'hypogastre et le petit bassin.

Le lien constricteur est un diverticule vrai né du bord libre de l'iléon, à 3 pieds

(1) Mesures russes.

24 pouces du cæcum, il se dirige transversalement de droite à gauche derrière le pédicule de l'anse étranglée (celui-ci est situé presque immédiatement au niveau de l'origine du diverticule), se replie ensuite au devant de ce pédicule, de gauche à droite, et retourne à son point de départ; là, il se glisse entre le pédicule qu'il étrangle et le côté gauche de sa partie initiale, et vient sortir à droite de cette partie en formant une ampoule libre et dilatée. Il se trouve aussi formé un anneau ovale dont le diamètre transversal égale 1 pouce, et l'antéro-postérieur 3 quarts de pouce, dans lequel est étranglée l'anse précitée; celle qui correspond au bout extérieur des deux racines de l'anse est plus comprimée que celle qui se continue avec le bout supérieur. Au point même de la constriction, la paroi de la première porte un sillon très-court de 4 lignes de large sur 2 de profondeur; sur celle de la seconde, le sillon est large de 6 lignes et profond de 3; il présente une coloration grisâtre, qui se rencontre encore sur le mésentère. Cette coloration tranche avec celle de l'anse incarcérée; les tuniques de celle-ci sont hyperémiées, mais encore fermes. La muqueuse, étudiée à la fin de l'examen, est tuméfiée, mais ne présente aucune apparence d'eschare. Le nœud est très-difficile à délier; une fois défait, on trouve le diverticulum, long de 4 pouces et demi, présentant une coloration blanchâtre, ses parois sont très-friables. Son origine a la forme d'un entonnoir long de 3 quarts de pouce de largeur; son corps est tordu sur lui-même, de sorte que le canal, de 12 lignes de diamètre, dont il est percé, se trouve fermé; l'ampoule mesure 1 pouce de large, elle est dilatée par des gaz et un liquide brun rougeâtre, que, la torsion du corps détruite, on peut faire refluer vers l'intestin. Au bord gauche concave de la partie initiale du diverticule, existe un petit mésentère de 2 lignes de largeur, dans lequel chemine une artère, branche de la mésentérique supérieure, venant se ramifier sur le diverticulum, après s'être appliquée sur la face postérieure de l'iléon.

Addition aux étranglements.

Nous réunissons sous ce titre trois observations qui n'ont pu trouver leur place dans les chapitres précédents. Le diverticule paraît avoir joué un certain rôle, difficile à apprécier, dans les accidents qu'elles relatent.

Du reste nous ne leur accordons qu'une valeur médiocre.

Les deux premières semblent se rapporter à un même ordre de faits.

OBSERVATION XXVIII.

Dans l'*Encyclopédie méthodique*, article *Médecine*, je lis l'observation suivante, sans indication d'auteur : Une femme mourut d'une affection iliaque. A l'ouverture du corps, on trouva l'iléon entré dans le cæcum; près de ce dernier intestin il sortait de l'iléon un appendice, en forme de sac, qui était d'abord étroit et se dilatait ensuite.

OBSERVATION XXIX.

Enfant de 13 mois, souffrant depuis sa naissance; les selles ont presque constamment existé à l'état diarrhéique, sans tension ni ballonnement du ventre. Issue par l'anus d'une portion d'intestin longue de 2 centimètres, et de deux diverticules sans fibres musculaires, unis à la portion d'intestin par deux lambeaux de mésentère. La description de la pièce fut très-soigneusement faite par Valleix (1). Il admit une intussusception descendante avec élimination. Ce fait m'a paru assez intéressant, pour que j'en écrivisse à M. Marage, médecin à Broglie (Eure), qui l'avait observé. Il m'a répondu que l'enfant s'était rapidement rétabli, et qu'il vivait encore, sans avoir depuis présenté des troubles dans les fonctions intestinales.

Dans la 3e observation, on voit un iléus spasmodique de l'intestin siéger près d'un diverticule libre.

OBSERVATION XXX.

Un enfant de 10 ans, paraissant en parfaite santé, après avoir bu de la petite bière acide, se plaignit d'une violente colique; le ventre devint tendu ; les vomissements stercoraux se répétèrent. Mort trois jours après. L'intestin fut trouvé sain jusqu'au point d'où partait un appendice de l'iléon. Ce dernier, de 3 pouces de long, de la même dimension que l'intestin, sans mésentère, flottait libre. Son insertion se faisait à angle aigu, ce qui déterminait le cours des matières fécales, du bout supérieur, dans sa cavité. L'intestin était si contracté et resserré

---

(1) *Union médicale*, 1860, p. 58.

par e spasme, que rien ne pouvait passer, et que les fèces étaient retenues entre ce point et l'estomac. Cet organe était très-distendu (1).

L'auteur regarde la contraction des fibres musculaires situées au-dessous de l'appendice, et l'inertie de celles placées au-dessus, comme la cause de l'arrêt de la circulation des matières intestinales. Le titre seul de son observation donne une part d'action au diverticule, action non déterminée. Est-ce une compression? un tiraillement? Il est souvent inutile, toujours dangereux, de chercher à tout expliquer, quand les détails sont peu précis et les descriptions incomplètes.

Traitement.

Nous avons réuni sous un même chef les moyens à employer contre l'occlusion diverticulaire du premier et du second ordre, à cause de l'uniformité à peu près complète que présentent les deux traitements.

Traitement médical.

Nous ne rappellerons pas tout ce qui a été fait inutilement pour combattre cette terrible maladie.

Le seul mode de traitement qui nous paraisse avoir obtenu quelque succès sont les purgatifs. Quelques faits nous autorisent à penser qu'employés énergiquement dès le début, ils auraient peut-être de l'efficacité (XIII, XVIII). Dans le cas de diverticule libre, il est à se demander, à cause de la constitution du nœud, s'ils ne seraient pas plus nuisibles qu'utiles.

Les antiphlogistiques, les bains tièdes prolongés, le froid sous

---

(1) Cl. Amyand, *Of an iliac pass. occas. by an app. in the ileon* (*Phil. trans.*, abridg., t. IX, p. 124).

toutes ses formes, les excitants, les révulsifs, les purgatifs, ayant été inutilement tentés, il devient nécessaire d'appeler la chirurgie à son aide.

Traitement chirurgical.

Comme moyen palliatif, on a proposé (1) la ponction des intestins distendus par des gaz au moyen d'un trocart explorateur. Cette méthode n'a jamais été employée pour la variété qui nous occupe. Nous ne serions pas éloigné de la mettre en usage. Rappelons-nous pourtant que ce n'est pas la distension abdominale qui domine ici l'appareil symptomatique.

Le traitement le plus véritablement chirurgical est d'aller à la recherche de l'obstacle et de le lever. Nous n'avons ni le temps ni l'autorité nécessaires pour discuter cette grave question de la gastrotomie, pour décider de son opportunité.

Cette opération peut être tentée : *A*. lorsque le siége de l'étranglement est suffisamment indiqué par la fixité de la douleur, son exagération par la pression au même point, par la rénitence, par la matité; *B*. lorsque l'inflammation est bornée dans un cercle étroit autour du point affecté. Une péritonite généralisée est une contre-indication formelle à l'opération.

Si on se décide à pratiquer l'ouverture de l'abdomen, la ligne de conduite, lorsqu'on rencontre une occlusion par diverticule, nous paraît devoir être la suivante:

Les premiers temps de l'opération terminés, le doigt indicateur introduit dans la cavité rencontre l'étranglement. Il sent un cordon; mais est-ce une bride simple, est-ce une bride creuse? Avant d'inciser, ce qui dans le second cas amènerait les conséquences que l'on pressent, il faut introduire le pouce, et rouler la bride entre les doigts; une bride pleine résistera. Existe-t-il un canal, les deux parois

(1) Labric, Thèses de Paris, 1852.

opposées glisseront l'une sur l'autre. Dans le cas où le diverticule est volumineux, l'étendue de ce glissement pourrait le faire confondre avec l'intestin lui-même ; mais en portant le doigt sur la longueur de la bride creuse, on arrivera d'un côté sur l'intestin d'où elle naît, de l'autre sur le point d'adhérence. Si cette adhérence est récente, on la rompt ; l'étranglement est levé. Mais la péritonite, déjà existante localement, qui va peut-être se généraliser, ne produira-t-elle pas de nouvelles connexions, et le malade ne sera-t-il pas, dans un avenir plus ou moins éloigné, exposé aux mêmes chances de mort, si on laisse le diverticule dans l'abdomen ? Il nous paraît préférable de le lier, de l'exciser en partie et d'en fixer dans la plaie la portion initiale. Les aliments pourront suivre alors leur cours ordinaire, et on n'aura à déplorer qu'une adhérence immédiate d'une anse intestinale contre un point des parois abdominales.

Si l'adhérence est ancienne et accessible, on l'incisera et on agira comme plus haut. Si on ignore où elle se fait, on amènera doucement dans la plaie l'anse étranglée et le diverticulum ; on fera deux ligatures au milieu de ce dernier, entre lesquelles on incisera. Les deux bouts étant tenus par un aide au moyen des fils, on s'attaquera d'abord à celui qui répond à l'extrémité adhérente ; par de légères tractions, on l'amènera en regard de l'ouverture abdominale, puis on coupera, avec des ciseaux courbes, le tissu fibreux qui l'unit à la paroi intestinale. Quant au bout initial, on agira comme dans le cas précédent.

Dans l'étranglement par appendice libre, la ponction de l'ampoule amènerait le prompt dénouement de l'entortillement.

Nous venons de supposer un cas des plus simples ; mais ces préceptes devront trouver des applications bien difficiles, il ne faut pas se le dissimuler, surtout quand on aura affaire à une de ces dispositions des parties étranglées presque inextricables, même à l'autopsie. En face de ces difficultés, plutôt que de faire des recherches qui ne laisseraient pas que d'être très-dangereuses, il est préférable d'établir sur le bout supérieur un anus artificiel.

C'est encore à la gastro-entérotomie qu'il faut recourir, lorsque le siége de l'obstacle ne saurait être précisé. M. Nélaton la propose dans tous les cas (voyez p. 74); il a compté plusieurs succès. Comme il le dit lui-même, il n'y a qu'un inconvénient, c'est de laisser au-dessous de la fistule persister l'étranglement. Dans la variété qui nous occupe, qui nous assure d'ailleurs qu'une perforation ne pourra pas se produire après qu'une issue aura été donnée aux matières ?

En résumé, le siége est connu : gastrotomie; cette opération commencée, l'étranglement est difficile à trouver ou à lever : entérotomie secondaire; le siége n'est pas déterminé : entérotomie.

CHAPITRE III.

Hernies diverticulaires.

§ Ier. — Hernies congénitales.

Il faut ici distinguer deux cas : 1° le diverticule existe seul dans la tumeur, 2° il y accompagne une autre portion d'intestin. Au premier se rapporte en partie l'étude des fistules entéro-ombilicales congénitales (1) ; en dehors de ces faits, nous n'en avons trouvé qu'un seul rentrant dans cette variété; encore est-il bien pauvre de renseignements : sur un nouveau-né, observé par Ludwig et Tilling (2), « erat quidam processus in loco illo positus ubi herniæ « connatæ in fœtu reperiuntur. »

Dans le second cas, on a toujours affaire à des omphalocèles, comme on aurait pu le supposer d'après la connaissance de l'évolution de ces anomalies. Sandifort a rencontré et figuré (3) un diverticulum contenu dans une hernie ombilicale très-volumineuse.

(1) Voyez, à ce sujet, *Diss. obs. de div. intest. sex mensium embryonis herniam umbil. referente*; Marb., 1817; par Fülling (pas trouvé).

(2) Ludwig, *Advers. med. pr.*, t. I, p. 378.

(3) *Observ. anat.-pathol.*, lib. III, p. 28.

Schulze a fait la même observation (1). Nous pourrions, sans profit, multiplier les citations. Cette variété de hernie, n'ayant jamais été observée pendant la vie, n'offre aucun intérêt pratique.

§ II. — Hernies acquises.

Parties éminemment mobiles, situés à la proximité des anneaux de l'abdomen, les diverticules se rencontrent dans les hernies crurale et inguinale. Dès 1698, Ruysh trouve plusieurs appendices, et pense qu'ils peuvent se déplacer. Cette idée, publiée un peu plus tard, est exprimée ainsi (2) : « Ejusmodi diverticula, ut plurimum, « sinon semper in ileo occurrunt et cum ileum maxima parte hypo- « gastrium occupet, contingere potest, in bubonocele tale diverticu- « lum contineri, illo tumore hernioso, nullis sequentibus symptoma- « tibus, quæ herniam inguinalem concomitantur. »

Pendant ce temps, en France, l'observation venait donner une consécration à ce raisonnement et en démontrer la justesse. En 1700 Littre, en 1701 Méry, communiquent à l'Académie des sciences des cas de hernie diverticulaire.

Dès lors les faits se multiplient : Wrisberg (3), Fabrice de Hilden (4), Günz (5), Morgagni (6), Amyand (7), Vylhoorn (8), Palfyn (9), Meckel (10), et d'autres encore, s'occupent de ces déplacements.

---

(1) *Act. n. c.*, t. I, obs. 226, p. 502.

(2) *Thes. anat. sept.*, Amsterdam, 1707; in-4°, p. 10; tab. 4, fig. 2 et 3.

(3) *Comment. Acad. scient. Petrop.*, t. IV, p. 262, tab. 14, fig. 1 et 2.

(4) *Animadv. varii arg. med.*; Helmst. 1783, obs. 5, p. 22. — Cent. 1, obs. chir. 55.

(5) *De Herniis*; Lips., 1744, p. 6, note *e*.

(6) *Adversaria anat.*, lib. III.

(7) *Phil. transact.*, p. 443.

(8) *Add. ad. edit. belg. Instit. chir.*, L. Heister, t. XII, f. 12, p. 925.

(9) *Anat. du corps humain*, tr. I, chap. 8.

(10) *Handb. der path. An.*, p. 570.

Un travail sur ce sujet a été publié en 1792, par Haase ; je n'ai pu me le procurer (1).

Les matériaux suffisants manquent pour tracer une histoire complète des hernies diverticulaires ; nous nous contenterons d'en faire remarquer les points saillants.

Tout d'abord se présente une question assez importante au point de vue de leur pathogénie.

Avons-nous affaire à un appendice qui, libre dans la cavité abdominale, s'est, comme toute autre portion d'intestin, engagé à travers un des anneaux crural ou inguinal dans un sac péritonéal? Ou bien, une partie de la paroi intestinale ayant été poussée dans l'orifice, la pression des viscères, des aliments, des muscles de l'abdomen, a-t-elle allongé ce segment d'intestin jusqu'au point d'en faire un véritable doigt de gant?

De nos jours, on paraît généralement admettre la première hypothèse. Littre et Méry ont défendu la seconde ; M. Malgaigne, qui a tant contribué au progrès de l'histoire anatomo-pathologique des hernies, adopte la même théorie.

Nous croyons qu'il ne faut pas être absolu.

La première interprétation est évidemment sans conteste ; la structure du diverticule vrai, retrouvée complète dans les appendices herniés, ne peut faire douter un instant de leur origine primordiale. M. Larrey présente à la Société anatomique un diverticule de l'iléon « qui touchait l'anneau inguinal et aurait pu s'engager dans un sac herniaire » (2) ; un cas où tout l'appendice n'était pas compris dans la tumeur achève d'établir solidement la réalité de ce mode de formation (obs. VI). Littre pense que la mobilité d'un processus intestinal est loin de favoriser son passage à travers les ouvertures du ventre ; il nous semble, au contraire, qu'elle doit

---

(1) *Programma de hern. a div. intest. nata*, in-4° ; Lips., 1792.

(2) *Bulletins de la Soc. anat.*, t. V, p. 80.

le faciliter. Littre s'est figuré un diverticule libre avec son anse originelle dans l'abdomen, sans tenir compte du voisinage des autres circonvolutions et de leur pression; cette influence, il l'employait, dans sa théorie, à produire la propulsion, la dilatation d'une portion du canal.

Nous n'insistons pas sur ce sujet, qui a déjà été abordé dans la première partie de notre travail (p. 27), où nous avons dit que certains auteurs avaient considéré l'appendice comme un doigt de gant d'origine mécanique, libre dans le ventre, après avoir été formé dans une hernie.

Est-ce à dire, pour cela, qu'il n'en soit jamais ainsi? Non. Le mécanisme invoqué par Littre peut s'observer; mais alors on a affaire à une dilatation de peu de volume, à fibres musculaires écartées, plutôt globuleuse que cylindrique, et, dans tous les cas, jamais beaucoup plus longue que large. L'atlas de Scarpa en contient des exemples; nous rapportons à cet ordre de faits le cas suivant, représenté par Monro, qui paraît à tort avoir regardé la partie herniée comme un diverticulum :

OBSERVATION Ire.

Hernie crurale contenant un processus du petit intestin, globuleux, attaché par des adhérences très-fortes à la partie postérieure du sac et à l'intestin qui lui donnait naissance; le collet de cet appendice est assez étroit, et l'intestin lui-même est rétréci, dévié dans le sens du diverticule. En examinant l'intérieur de celui-ci, on voit un véritable éperon produit par l'accolement des parois des deux bouts de l'intestin. Toutes ces parties sont enflammées et réunies par de la lymphe. Le sac se confond avec le tissu cellulaire voisin; il contient une petite quantité de liquide sanguinolent (1).

Une circonstance remarquable qui n'a pas été observée, que je sache, dans le cas de hernie diverticulaire véritable, existe ici; elle

---

(1) *The morb. an. of the hum. gullet*, etc. etc., p. 498, pl. XIV, fig. 2.

atteste du mode de formation de la hernie; c'est le rétrécissement, la diminution considérable et le changement de direction du calibre de l'intestin, lequel forme un coude au point d'origine de la partie herniée.

En résumé, il ne faut pas confondre l'issue par les anneaux d'un diverticule vrai, avec le pincement plus ou moins considérable. mais toujours limité d'un segment du cylindre intestinal.

Anatomie pathologique.

Le nombre des autopsies où l'on a rencontré cette hernie sans qu'elle ait produit d'accidents pendant la vie est peu considérable. Walther (1), dans sa dissertation sur l'anévrysme, dit avoir vu une hernie inguinale contenant un appendice de l'iléon dont la longueur égalait celle du doigt médius. Morgagni a fait des observations analogues (2). Littre donne la description suivante (3) :

OBSERVATION II.

Dans l'aine droite existe un appendice lisse représentant un cône dont la base est tournée du côté du corps de l'intestin, *lequel est resté de calibre normal.* Le diverticule est aplati devant et derrière, un peu au-dessous des anneaux ; sa longueur mesure 3 pouces et 8 lignes; sa largeur, 1 pouce 2 lignes à son commencement, et 10 lignes à sa fin.

Schlichting trouve chez un jeune homme de 20 ans un processus contre nature, *novi instar cæci, in bubinocele obortus;* il le décrit assez longuement (4). Le fait sur lequel nous voulons insister c'est que le diverticule présentait un mésentère se continuant avec celui

(1) *Pr. de aneur.*, p. 8 ; Lips. 1738.
(2) *Loc. cit.*
(3) *Mém. de l'Acad. r. des sciences*, 1700, p. 294.
(4) *Act. nat. cur.*, t. VI, obs. 21, p. 105.

de l'intestin, circonstance qui n'eût certes pas existé dans le cas de formation mécanique.

Pendant mon séjour à l'École de Médecine de Lille, le hasard m'en a fourni un cas dont je reproduis le dessin (fig. 14).

En préparant un sujet pour l'étude des aponévroses abdominales, je sentis, à la partie supérieure du scrotum du côté droit, une tuméfaction inaccoutumée, molle, un peu pâteuse, cylindrique, de la grosseur d'un doigt, ayant la forme du cordon spermatique et paraissant faire corps avec lui; la partie inférieure s'effaçait insensiblement; la supérieure s'enfonçait dans le canal inguinal; je n'y fis pas plus d'attention, prenant cette tumeur pour un engorgement du cordon, et cela avec d'autant plus de raison que le testicule de ce côté était induré. Ce n'est qu'en disséquant les connexions du crémaster avec le petit oblique que je trouvai la nature de cette tuméfaction.

Un diverticule de l'intestin, long de 12 centimètres, rempli par des matières fécales demi-molles, ne présentant aucune trace d'inflammation, partait du bord libre de l'iléon à 30 centimètres du cæcum, et faisait hernie par le canal inguinal. Quand sa cavité fut vidée des excréments qu'elle contenait, la réduction put assez facilement s'opérer; le point d'insertion à l'intestin, plus large que le sommet, un peu aplati dans le sens latéral, répondait exactement à l'orifice supérieur du canal, de sorte que l'artère épigastrique se trouvait au côté interne de l'origine du diverticule. L'intestin qui lui donnait naissance n'était modifié ni dans sa forme ni dans sa structure; il formait une circonvolution d'aspect normal dont le coude correspondait au point d'émergence du processus, et par conséquent à l'orifice interne de l'anneau.

La constitution très-développée des fibres musculaires de l'appendice, leur disposition en deux couches presque semblables à celle de l'intestin, ne pouvaient faire douter un instant de son origine; évidemment il était congénital.

Le sac était complet, de même forme que l'appendice, et situé au devant du cordon spermatique; en bas vers sa terminaison, il présentait avec ce dernier des adhérences assez intimes.

C'est du côté droit que se rencontrent le plus souvent les hernies diverticulaires; plusieurs observations n'indiquent pas le côté affecté; une seule fois on l'a vu à gauche. Ce canal inguinal ne paraît pas en être plus spécialement le siége. Quand elle se fait par l'anneau crural, c'est presque toujours chez la femme.

Accidents des hernies diverticulaires.

Ce n'est que par l'opération ou l'autopsie que l'on a la certitude de la présence d'un diverticule dans une hernie; mais l'autopsie n'ayant pas toujours été faite, on a pu, dans un cas d'opération, prendre un appendice iléal pour un appendice cæcal, et parler de l'un quand il s'agissait de l'autre, et *vice versa.*

Si pareille hésitation se présentait de nouveau sur le sujet, la présence d'un sac donnera quelque probabilité à l'existence du premier. Faisons en outre observer que son volume dépasse en général celui du second qu'on a cependant trouvé, quoique rarement, très-dilaté. L'erreur n'est préjudiciable ni au malade ni à la science, car c'est à peu de choses près le même ordre de faits (1).

Nous n'avons pas trouvé d'exemple net d'étranglement du diverticule hernié ; aussi pensons-nous, avec M. Broca (2), que cet accident est au moins très-rare, sinon inobservé. Cet auteur cite à l'appui de son opinion l'observation suivante dans laquelle le diverticulum ou l'appendice cæcal, peu importe, a été soumis à une ligature en masse, c'est-à-dire à un étranglement aussi fort que possible, sans qu'il soit survenu le moindre symptôme alarmant.

---

(1) Voyez, à ce sujet, Merling, *An. path. de l'app. du cæcum,* diss. inaug.; Heidelb., 1836, fevr. 1838 ; et Cabaret, in *Journ. des conn. méd.-chir.,* 1842, p. 56, 1er semestre.

(2) *De l'Étrangl. des hernies abdominales ;* Paris, 1857.

OBSERVATION III.

Enfant de 11 ans. Hernie ancienne. Il s'est établi, il y a deux mois, une petite fistule stercorale qui s'ouvre entre le scrotum et la cuisse. Il n'y a aucun accident aigu, mais la tumeur et la fistule sont incommodes, et l'enfant entre à l'hôpital Saint-Georges pour y subir une opération. Le sac ouvert, on trouve dans la hernie un peu d'épiploon, et un intestin terminé en cul-de-sac qu'on prend pour l'appendice cæcal ; une épingle incrustée de matière pierreuse a perforé cet intestin et a été la cause de la fistule. L'épiploon est excisé. L'appendice est lié à 2 pouces au-dessus de l'épingle et excisé au-dessous de la ligature. Aucun accident. Le dixième jour, la ligature tombe, les matières fécales ne sortent plus. Au bout d'un mois, la guérison est complète (1).

Morgagni (2) dit bien qu'un homme mourut d'une passion iliaque causée par l'étranglement d'un diverticule iléal engagé dans le canal inguinal ; mais à cette époque la distinction entre l'inflammation et l'étranglement était-elle nettement indiquée? Les phénomènes que Littre et Méry ont rapportés à ce dernier nous paraissent résulter de l'inflammation de l'appendice et du sac qui l'entoure. Nous avons trouvé plusieurs observations peu connues venant à l'appui de cette assertion.

Inflammation.

L'inflammation du diverticule hernié se produit sous l'influence de diverses causes, l'engouement des matières intestinales, la présence de corps étrangers, un traumatisme quelconque ; elle peut être spontanée. Dans un cas, elle paraît avoir reconnu pour cause des tentatives violentes de réduction. Voici un fait remarquable, où elle a été déterminée par la présence de vers intestinaux :

(1) Amyand, *in* Planque, *Bibl. choisie de méd.*, 1759, in-4°, t. V, p. 426.
(2) *Loc. cit.*

OBSERVATION IV.

Pierre C....., 40 ans. Hernie crurale datant de sept à huit ans, du côté gauche, rentrant aisément et contenue avec facilité. Il s'est formé, au-dessous de l'arcade, une tumeur s'étendant dans les environs du pli de la cuisse, d'un rouge foncé, élevée en pointe, menaçant de tomber plutôt en pourriture qu'en suppuration. (Proposition d'ouverture par le bistouri; refus.) Ouverture spontanée trois jours après; il en sortit plusieurs vers très-gros, avec un fluide qui avait la couleur et l'odeur des excréments. La gangrène de ces parties arriva sans avoir été précédée ni suivie de vomissements. Le ventre a toujours été mou, sans douleur ni tension; il n'y a eu ni coliques ni arrêt dans le cours des matières. Il s'établit une fistule stercorale. Le malade mourut au bout d'un mois. «Les viscères du bas-ventre, ajoute Martin (de Bordeaux), qui a publié cette observation (1), que je croyais trouver à l'autopsie dans un état de phlegmasie, principalement les intestins, n'avaient pas changé de leur état naturel.» Il rencontra une adhérence légère entre le milieu de l'arcade crurale et une production cæcale continue à l'iléon, qui avait 3 pouces de longueur; il y avait bien la valeur d'un pouce détruit par la gangrène : d'où 4 pouces, longueur totale. Le nombre des membranes était le même que dans l'intestin; sa couleur indiquait un peu d'inflammation.

Anatomie pathologique. — Dans les cas peu avancés, le diverticule est rouge, ses parois sont friables; plus tard il se forme des exsudats entre lui et les parois du sac, venant quelquefois s'ajouter à des adhérences anciennes.

Dans les cas où l'inflammation a été très-intense, l'appendice est trouvé gangrené, en totalité ou en partie, et présente une ou plusieurs perforations.

La perméabilité entre l'intestin et l'appendice est conservée dans la majorité des cas.

Le sac enflammé contient de la sérosité, du pus sanieux, un liquide sanguinolent.

---

(1) In journ. de Vandermonde (suite), t. XXII, p. 156; 1765.

Symptômes, marche, terminaison. — Dans l'étude des symptômes nous admettrons deux formes d'inflammation : la première est toute locale ; la seconde est accompagnée de phénomènes généraux plus ou moins graves. C'est cette dernière que les auteurs ont décrite comme se rapportant à un étranglement.

A. Une hernie, en général peu volumineuse, devient irréductible et fait naître des douleurs plus ou moins vives. En même temps, le gonflement augmente, la peau rougit ; puis la fluctuation devient manifeste ; vers un point de la tumeur, il se fait une élévation, les téguments deviennent livides, une ouverture s'y produit, et livre passage à des matière fécales ; il en résulte une fistule stercorale, étroite, plus ou moins sinueuse ; nous allons donner le résumé de quelques faits qui compléteront cette courte description.

OBSERVATION V.

Femme sexagénaire. Hernie crurale étranglée ; efforts violents pour la réduire ; la tumeur devint livide et il se forma à son milieu un petit trou, livra passage à un suintement fétide ; on l'ouvrit. On vit un bout d'intestin assez long, gangrené et rempli de matière fécale très-dure ; impossibilité d'établir un anus contre nature, à cause de l'état des parties ; pansement simple ; les selles, qui n'avaient pas cessé, continuèrent de se faire par l'anus. Guérison au bout de deux mois (1).

L'auteur de cette observation conjecture qu'il avait affaire à l'appendice cæcal ou plutôt à « un prolongement, une expansion des tuniques de l'intestin, en forme de petit cæcum, s'étant engagé sous le ligament de Poupart sans que tout le diamètre du canal y fût compris. »

OBSERVATION VI.

Dorothée, 44 ans, entrée le 11 mars 1834. Il y a quelque temps, en se relevant d'une position inclinée, elle sentit subitement des douleurs violentes avec gon-

(1) Taignon, journ. de Vanderm., 12, 1760, p. 351.

flement dans la région inguinale. Cinq jours après, l'état étant resté le même, un praticien prenant la tumeur pour un abcès l'a ouverte; il en est sorti des matières fécales très-fétides.

État actuel. Plusieurs petits ulcères dans la région inguinale droite, le long des ganglions, superficiels ; au milieu, existe une fistule, dans laquelle une sonde s'enfonce jusqu'à 3 pouces 5 lignes et d'où s'échappent des matières fécales; ses parois sont indurées. La malade sort de la clinique sans vouloir se laisser opérer de sa fistule stercorale. Elle est morte d'une autre maladie, en juin même année.

Nécropsie. Le sac herniaire contient un diverticule de l'iléon, congénital, prenant naissance à 2 pieds au-dessus du cæcum; en ce point il a 1 pouce de diamètre; ses fibres musculaires, surtout les longitudinales, sont très-distinctes; il ne contient ni glandes ni valvules. La portion non herniée mesure 3 pouces de longueur; la partie herniée offre de petites ouvertures et se confond avec le tissu cellulaire ambiant; elle présente un prolongement filiforme oblitéré, long d'un demi-pouce. Le sac est lisse, non enflammé, adhérent par points au diverticule; l'artère obturatrice est en dehors du collet du sac (1).

Outre les détails intéressants de ce cas, on voit l'erreur qui a été commise et qui était d'autant plus pardonnable que la présence de la hernie paraissait s'être annoncée dès l'abord par son inflammation.

La présence de ces conduits anormaux finit quelquefois par épuiser le malade; d'autres fois les fistules se guérissent spontanément.

OBSERVATION VII.

Dans l'examen du cadavre d'une femme morte en couches, Tilling (2) observa une cicatrice au point où les vaisseaux fémoraux émergent; s'enquérant des causes de cette cicatrice, il apprit des amis qu'autrefois il y avait eu là une ulcération, par laquelle s'écoulaient le lait et les autres boissons ; cependant cet ulcère s'était fermé. Dans l'intérieur de l'abdomen, un processus se séparait de l'intestin dans un point de cet organe opposé à l'insertion du mésentère, et directement situé en face de la cicatrice. L'orifice de ce diverticule se dilatait et formait un sac ou un court canal latéral; son extrémité adhérait à la cicatrice.

---

(1) Minter, *in* Muller, *Arch. f. d. an. Phys.*, p. 507, Jahrg. 1835.

(2) Cité par Ludwig, *Adv. med. pr.*, t. I, p. 374.

L'inflammation paraît avoir, dans un fait que nous allons rapporter succinctement sous toutes réserves, séparé l'appendice du reste de l'intestin.

OBSERVATION VIII.

Wardrop (1) a trouvé dans un sac herniaire inguinal une partie de l'intestin, très-distendue par des gaz, irréductible, et il a découvert qu'entre elle et le canal alimentaire il n'y avait pas de liaison, il l'a donc retranchée sans accidents.

Il attribue cette séparation à l'inflammation et à la gangrène déterminées par la pression trop forte du bandage.

Le diagnostic précis de ces inflammations n'a pas encore été porté, que je sache. Martin, de Bordeaux (*loc. cit.*), pense que « quand une hernie d'un petit volume, ayant la liberté de rentrer et de sortir aisément, vient à se gangrener par une cause quelconque, sans faire naître d'accident, on peut en attribuer la cause à un appendice cæcal d'intestin. »

Littre, appelé par un chirurgien pour voir un homme porteur d'un tumeur à l'aine gauche et que l'autopsie démontra être de cette nature, s'exprime ainsi : « Quelque attention que nous eussions pu faire, nous nous trouvâmes très-embarrassés lorsqu'il fut question de déterminer si cette tumeur était une véritable hernie, si elle était seulement faite d'intestin, parce que cet homme, pendant tout le cours de sa maladie, avait eu le ventre libre et qu'à peine il avait eu quelque envie de vomir (2).

Qu'on nous permette, pour terminer la question si incomplète du diagnostic de ces tumeurs, de donner encore une citation : l'étude de ces faits singuliers « jette un certain jour sur les accidents à marche subaiguë dont quelques hernies deviennent le siége, dit M. Broca (3),

---

(1) *In* Monro, *On the crural hernia*, 1803.

(2) *Mém. de l'Ac. des sciences*, 1700, p. 303.

(3) *Loc. cit.*, p. 114.

et sur ces tumeurs stercorales qui ne s'accompagnent ni de vomissements, ni de constipation, ni de phénomènes généraux, et qu'on a si souvent prises pour des abcès et ouvertes comme tels. On est porté à se demander si des erreurs de diagnostic ne reconnaissent pas souvent une semblable origine» (1).

La fistule existant depuis longtemps, est-il possible de reconnaître qu'elle siége sur un diverticulum? Cela doit présenter d'assez grandes difficultés. Le fait suivant présente cette circonstance ; le Dr Kiecke, de Stendal, qui l'a publié (2), pense avoir diagnostiqué juste :

OBSERVATION IX.

Une femme de 33 ans portait depuis treize ans une hernie crurale; celle-ci, s'étant étranglée, fut méconnue, passa en gangrène et donna lieu à une fistule stercorale. M. Kiecke trouva la fistule d'une étendue de 2 centimètres, à bords calleux, renversés, rouge foncé, veloutés, mous et compressibles. En y introduisant une sonde, on la fit pénétrer à 40 millimètres de profondeur, perpendiculairement au trajet de l'intestin; lorsqu'on inclinait l'instrument pour l'engager dans le bout supérieur, on le faisait avancer de 12 à 13 centimètres; vers le bout inférieur il ne fut pas possible de glisser la sonde plus avant.

L'auteur conclut de là à la présence d'un diverticulum; cette assertion est peut-être un peu hasardée et a besoin de recevoir la consécration d'un nouveau fait; elle nous paraît être le résultat de l'influence d'une première observation de même ordre, prise par M. Kiecke (voyez p. 105, obs. XIII). Ici, la femme ayant guéri, la valeur de l'interprétation ne put être vérifiée.

B. La seconde forme d'inflammation des hernies diverticulaires

---

(1) Voyez *Arch. gén. de méd.*, 1re série, t. XXVII, p. 117, une observation de M. le professeur Velpeau.

(2) In *Wochenschrift f. d. ges. Heilk.*, publié par Casper, 1841.

est caractérisée, comme nous l'avons dit, par des vomissements, quelquefois stercoraux, et un appareil symptomatique plus ou moins grave, venant s'ajouter aux phénomènes locaux déjà étudiés.

Nous ne nous dissimulons pas que la ressemblance avec l'étranglement est ici bien grande, et que la particularité de la non-interruption du canal alimentaire fait peut-être toute la différence. Cependant, chez le malade de l'obs. XI, le canal du diverticule était resté perméable; dans le cas de Farcy, cité plus loin, des corps étrangers, volumineux et durs, avaient produit l'irritation de la cavité. On a constaté la réductibilité de la tumeur (obs. X).

Avec le petit nombre de faits que j'ai pu recueillir, il m'a été impossible de me faire sur ce sujet une opinion bien arrêtée, et j'ai peut-être encouru le reproche d'avoir admis une inflammation, parce que je ne pouvais pas démontrer un étranglement.

Je n'insiste pas sur la distinction, qui, au lit même du malade, n'est pas toujours possible; qu'il me suffise d'attirer l'attention sur ces faits, afin qu'on les étudie avec soin, dans tous leurs détails, et que de ces recherches il jaillisse un peu de lumière dans leur obscurité.

Citons maintenant les quelques exemples à l'appui de notre interprétation :

OBSERVATION X.

Jeune homme de 18 ans, affecté d'une hernie scrotale, vomissant des matières fécales depuis quatre ou cinq jours; tentatives de réduction. Après un certain temps, la tumeur disparut presque entièrement; «il resta seulement dans l'aine une espèce de cordon, qui, en se prolongeant jusque dans le fond du scrotum, diminuait insensiblement de grosseur.» Mort après un mieux apparent, un jour après l'entrée à l'Hôtel-Dieu; la tumeur s'était reproduite.

Autopsie. Intestin grêle enflammé; dans les bourses, on trouva «un repli de l'iléon,» qui, étant déployé, avait bien 4 ou 5 pouces de long; il était vide; ses membranes étaient épaisses; sa couleur d'un rouge très-foncé, et ses vaisseaux étaient très-gonflés. L'épiploon qui l'accompagnait lui était adhérent ainsi qu'au sac herniaire; c'est cette membrane qui probablement était restée dans le sac après la réduction (1).

Voilà bien tous les caractères de l'inflammation nettement indiqués. L'auteur, comme le dit M. Broca, dont nous invoquons l'autorité, conclut sans raison qu'il y avait étranglement.

OBSERVATION XI.

Une femme de 58 ans, portant depuis longtemps une hernie fémorale peu volumineuse, n'en souffrait que lorsqu'elle avait de la constipation, laquelle cédait aux laxatifs; mais il arriva qu'après être restée plusieurs jours sans aller à la selle, elle fut prise de vomissements fréquents et de douleurs très-vives dans le ventre. Hosenhörhl diagnostiqua un étranglement; il tenta en vain divers moyens, sans oublier le mercure. Six jours après le début de la maladie, *placide expiravit.*

Les intestins étaient livides, noirs. C'était une partie de l'iléon *in sacculum oblongum, processus vermiformis æmulum,* qui avait formé la hernie; dans sa cavité, on retrouva une partie du mercure ingéré. Ce diverticule adhérait tellement aux parties voisines que le scalpel pouvait à peine l'en séparer (2).

Nous ne donnons cette observation que sous toutes réserves, car elle prête à trop de conjectures.

OBSERVATION XII.

Un portefaix de La Flèche, robuste, attaqué depuis huit ans d'une hernie incomplète qu'il faisait rentrer facilement, sentit tout à coup une extrême augmentation de son mal. La hernie devint grosse comme le poing, longue de cinq à six doigts, très-dure; en même temps, le malade eut des douleurs très-vives et des vomissements fréquents. M. Farcy, qui rapporte ce fait, n'osa faire la réduction à cause de la grande dureté qu'il trouvait; celle-ci était telle qu'on aurait cru à une tumeur osseuse. Le malade fut quatre jours sans aller à la selle, puis il y

---

(1) Méry, *Mém. de l'Ac. roy. des sc.*, 1701, p. 172, in-4°; p. 369, in-12.

(2) J.-G. Hasenhörhl, *Hist. med. morb. epid. cui adj. obs. anat.*; Vienne, 1763, obs. 6, p. 61.

alla naturellement pendant le reste de la maladie. Cependant la hernie ne diminuait ni de dureté ni de volume, elle venait à suppuration.

Le quatorzième jour, l'opération fut faite. On tira quatre doigts de l'intestin pourri, d'où sortirent des os de pieds de mouton que le malade avait mangés la veille de son accident, puis « une autre partie à peu près égale de l'intestin, pareillement pourrie, s'étant naturellement séparée du vif. » Il resta une petite fistule stercorale complétement tarie et cicatrisée en trente-trois jours (1).

L'observateur de ce fait pense que l'on avait affaire à un prolongement « espèce de cæcum particulier. » Nous pouvons, sous certains rapports, le rapprocher de celui rencontré par Wardrop.

Il est intéressant, en outre, par l'augmentation rapide de la tumeur, par sa durée, par la cause qui a produit les accidents, circonstances qui militent en faveur de l'existence d'une inflammation.

En un mot, sauf rares exceptions, il existe dans l'inflammation de ces hernies des symptômes beaucoup moins violents que dans celle des autres espèces. L'absence de la constipation peut en être considérée comme le caractère spécial. Les vomissements, jusqu'à un certain point, se rattachent à la péritonite générale, dont l'existence coïncide avec eux.

Deux faits très-dignes d'être cités trouvent ici leur place; ils sont complexes, et le rôle du diverticule y est difficile à expliquer.

OBSERVATION XIII.

Une femme de 50 ans est opérée d'une hernie crurale datant de douze ans et qui s'est étranglée; pendant l'opération, on ouvre l'intestin et il en sort beaucoup de liquide; les vomissements et les autres symptômes d'étranglement persistent, et la femme succombe cinq jours après l'opération. A l'autopsie, on trouve à la partie inférieure de l'iléon, tout près du cæcum, un diverticule qui avait formé

(1) *Hist. de l'Ac. des sciences*, 1723, p. 30-32.

la hernie. Piriforme et d'environ 5 centimètres de long, il tient au canal digestif par son extrémité rétrécie; à la partie évasée, on constate l'ouverture faite pendant l'opération, et, dans son pourtour, il adhère au sac herniaire, ses parois sont épaissies, livides, mais non gangrenées. A l'endroit où le diverticule se continue avec l'intestin, celui-ci est rétréci et admet à peine l'introduction du petit doigt; au-dessous de ce rétrécissement, il est vide et a perdu le tiers de son calibre dans tout son trajet jusqu'à l'anus; au-dessus il est distendu par des gaz et forme un sinus du triple de son volume normal, et paraît d'autant plus enflammé qu'on l'examine plus près de l'appendice. On y remarque un point perforé par la gangrène, ayant livré passage aux matières fécales dans la cavité péritonéale (1).

Ce rétrécissement, qui a été la cause de la mort, est-il la suite de l'inflammation communiquée de proche en proche du diverticule à l'intestin? C'est ce que nous ne saurions affirmer. L'observation suivante, plus complète, dont on peut suivre les détails, où l'on peut saisir l'évolution de la maladie, nous donnera peut-être la clef de ce qui s'est passé ici.

OBSERVATION XIV.

G. M...., 42 ans, entrepreneur, entré, le 5 septembre 1856, à l'hôpital de l'University-college. A 9 ans, vive douleur après un saut; production subite d'une hernie, qui est maintenue par un bandage, et qui rentre et sort habituellement bien.

Un jour (environ six semaines avant son entrée) elle devint irréductible; G. M..... se trouva mal à l'aise pendant quelques jours. Un médecin tenta en vain la réduction et fit demander un chirurgien, regardant l'opération comme urgente. Ce dernier essaya de réduire et y réussit, dès lors le malade se sentit mieux; il resta un peu de douleur pendant quelque temps; *toute trace de hernie avait disparu,* la santé s'était rétablie en moins de trois semaines. Le 3 septembre 1856, il fut pris d'une douleur plus intense que la première fois et vint à l'hôpital le 5.

État actuel. Physionomie exprimant la douleur; peau chaude, pouls fréquent,

---

(1) Dr Kiecke, in *Wochenschrift f. d.*, etc., déjà cité.

soif vive ; douleur très-vive, exaspérée par la pression, siégeant spécialement du côté gauche vers la partie inférieure de l'abdomen; au même point, un peu de résistance et de matité, tandis que le reste du ventre présente une tension inégale et une sonorité tympanique. *En aucun point, on ne peut découvrir de hernie.* Il n'y a pas eu de selles depuis deux jours, mais il est impossible d'assigner depuis combien de temps dure la constipation; le malade a de fréquentes envies de rendre et vomit quelquefois. Le peu de matière rendue que M. Hare ait pu voir n'était pas stercorale. Bientôt les vomissements prennent ce caractère, et le malade meurt cinq heures après son entrée à l'hôpital.

Autopsie. Péritonite générale; distension extrême des intestins grêles; dans la fosse iliaque gauche, les intestins étaient plus rouges que partout ailleurs; en soulevant ces circonvolutions dilatées, on trouva une portion d'intestin d'une couleur pourpre intense, adhérente aux parois de l'abdomen juste au niveau de l'anneau inguinal interne et à la partie voisine du côlon; cette portion d'intestin, distante de 3 pieds 9 pouces du cæcum, est rétrécie; on voit à la face postérieure de l'iléon une petite perforation immédiatement au-dessus du rétrécissement. Autour de ce pont, l'inflammation péritonéale est plus intense.

Un des côtés de l'intestin rétréci donne naissance à un diverticulum qui s'étend à une distance d'un pouce 3 quarts dans le canal inguinal, et y adhère au point de lui former comme une nouvelle membrane d'enveloppe (1).

Les faits ont été interprétés par l'observateur d'une façon qui est loin de nous satisfaire; pour lui, tout est purement mécanique. Son explication se rapproche de celle donnée par Littre. Après la lecture attentive de ce cas, il nous paraît plus probable que la hernie contenait un appendice *congénital* et une portion attenante de l'iléon. Une inflammation s'y produit, un chirurgien fait rentrer l'intestin; mais le diverticule reste, retenu par des adhérences; depuis ce temps, en effet, la hernie ne s'est pas reproduite, et cela grâce à la réplétion du sac par le diverticule, qui dès lors a fait corps avec lui. L'intestin reste dans la cavité abdominale, mais y subit lentement les suites de l'inflammation; il se rétrécit (2) peu à

(1) Dr Hare, *Intest. obstr. associated with a div. of the il.*, etc, etc. (in *Trans. de la Société path. de Londres*, t. VII, p. 181).

(2) Voy. Ern. Guignard, *Oblit. de l'int. dans les hernies*, 1846.

peu, puis il arrive un moment où, sous une influence que nous ne saurions apprécier, probablement l'apparition d'un nouvel état phlegmasique, le cours des matières est arrêté, et le malade meurt.

TRAITEMENT.

Nous ne nous étendrons pas sur le traitement de ces accidents; il est exactement le même que celui qu'on met en usage dans les cas ordinaires.

Quelques mots cependant sur l'ouverture de l'abcès. On procédera avec beaucoup de précaution; le sac ouvert et le pus écoulé, que faut-il faire? Littre a institué toute une règle de conduite, la voici :

Le diverticule est légèrement altéré, il faut le détacher des adhérences, si elles existent, et le faire rentrer en masse.

Il est gangrené, *A*, à sa partie inférieure seulement; on place une ligature à un travers de pouce au-dessus de la partie affectée, qu'on sectionne ensuite; on laisse la ligature dans la plaie, jusqu'à chute du fil, *B*, dans toute son étendue, il ne reste plus qu'à établir un anus contre nature, en abouchant le bout supérieur à la plaie, après avoir lié le bout inférieur (1).

Reprenons chacune de ces propositions. La première ne nous paraît pas dictée par la prudence; en agissant ainsi, ne doit-on pas craindre de voir l'inflammation se disséminer dans la grande cavité séreuse, où il sera plus difficile d'aller la combattre? Pourquoi détruire ces adhérences qui, jusqu'à un certain point, sont des barrières à la propagation de l'inflammation jusqu'au péritoine? La seconde est plus applicable; c'est à elle que nous pensons qu'on devra recourir dans tous les cas (2); l'inflammation oblitérera le sac,

(1) *Mémoires de l'Acad. des sc.*, 1700, p. 294.

(2) «Potest intestini portio, nempe appendix, resecari et intestinum facile «sanari» (Haller, *loc. cit.*).

et le malade sera délivré d'un appendice qui aurait pu l'exposer à d'autres accidents. La ligature devra porter le plus près possible de la racine du diverticulum. Quand la gangrène aura envahi tout entier ce dernier, on sera bien forcé d'établir un anus contre nature, auquel on pourra remédier plus tard.

Il est bien entendu qu'on ne suivra en rien le précepte de Littre, quant au bout inférieur.

Si une fistule stercorale existe depuis longtemps, on cherchera à l'oblitérer. M. Kiecke, dans un pareil cas (obs. IX), obtint un succès complet à l'aide du traitement suivant : il maintint la malade couchée sur le dos ou sur le côté sain, avec le bassin fortement élevé, il exerça une compression sur le pli de l'aine, et enfin cautérisa d'abord avec le nitrate d'argent, puis avec le fer rouge, le bourrelet formé par la muqueuse renversée.

Me voilà arrivé au terme de la tâche que je m'étais imposée. Je ne me dissimule pas tout ce que ce travail a d'incomplet; combien de points sont restés obscurs! que de questions, faute de matériaux, n'ont pu être élucidées!

S'il m'a été impossible d'exposer les faits dans une description suivie, j'ose revendiquer le faible mérite d'avoir réuni un nombre de cas relativement considérable, la plupart peu connus, et d'avoir le premier présenté la question dans son ensemble.

EXPLICATION DES FIGURES.

Fig. Ire. — Embryon de 25 à 30 jours, pour montrer la vésicule ombilicale *O*, ses connexions avec l'intestin *I*, les vaisseaux omphalo-mésentériques (la veine est marquée en noir). *A* est l'allantoïde, *C C'* les capuchons amniotiques.

Fig. II. — Diverticule *D* avec ses vaisseaux naissant de l'artère mésentérique supérieure *M* (dessin inédit).

Fig. III. — Diverticule très-volumineux, où la disposition des fibres musculaires longitudinales est indiquée; ses vaisseaux; insertion insolite du mésentère *M* (inédit).

Fig. IV. — Le même, réduit après une section horizontale, pour montrer la valvule qui sépare sa cavité de celle de l'intestin (inédit).

Fig. V. — Le même, coupe verticale; disposition des valvules conniventes sur la valvule du diverticulum.

Fig. VI. — Repli mésentérique du diverticule *D*, d'après Sandifort.

Fig. VII. { Fistule entéro-ombilicale diverticulaire.
Abouchement du diverticule *D* à l'ombilic *O*; *V*, veine ombilicale; *O'*, artères ombilicales; *E*, portion rétrécie avant l'émergence du diverticulum; *F*, intestin grêle rétréci; *I*, dilaté; *C*, cæcum; *A*, bout supérieur; *B*, bout inférieur; *M*, mésentère (inédit).

Fig. VIII. — La même pièce de grandeur naturelle. Mêmes indications que plus haut; le diverticule est ouvert, et on voit les deux valvules.

Fig. IX. — Étranglement par diverticule adhérent; cas de M. Rayer. *A*, bout supérieur; *B*, partie de l'intestin grêle qui complète l'anneau; *D*, diverticule adhérent du côté de *B* : son origine est du côté de *A*; *E*, anses introduites sous l'arcade; *C*, côlon. (Voy. obs. 7.)

Fig. X. — Cas de M. Bouvier. Étranglement par une spirale formée par le diverticulum; *A*, bout supérieur; *B*, bout inférieur; *C*, anse étranglée; *D*, diverticulum; *E*, point de la triple adhérence (voy. observ. 27); *M*, mésentère.

Fig. XI. — Cas de Moscati (obs. 5). *A*, bout supérieur; *B*, bout inférieur; *D*, diverticule; *M*, mésentère.

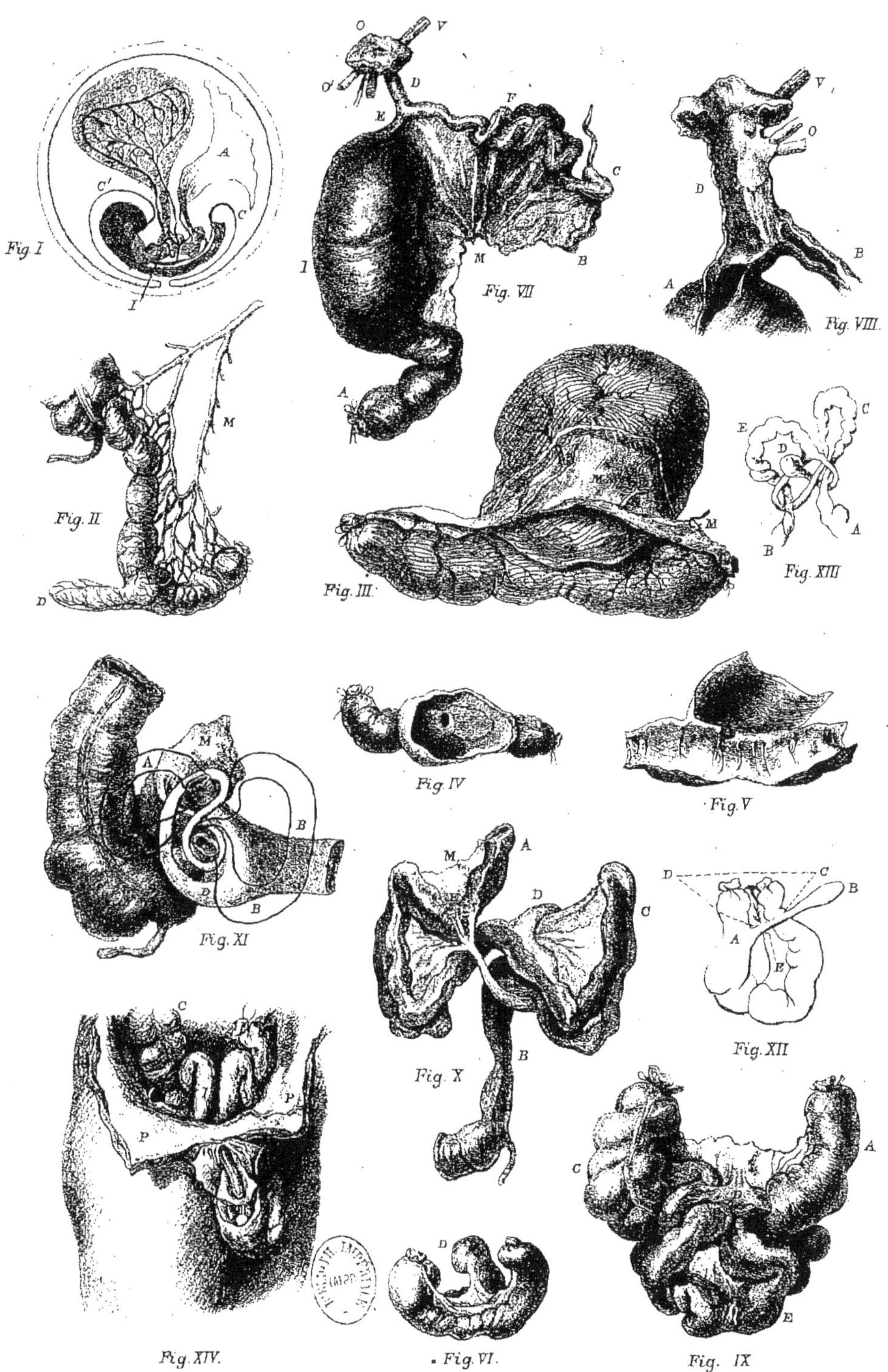

Fig. I — Fig. II — Fig. III — Fig. IV — Fig. V — Fig. VI — Fig. VII — Fig. VIII — Fig. IX — Fig. X — Fig. XI — Fig. XII — Fig. XIII — Fig. XIV

H. Cazin, del. — Imp. Lemercier — Regamey, lith. 9, r. S. Maur S. G.

Fig. XII. — Étranglement par nœud diverticulaire à anse simple.

Fig. XIII. — *Idem* à anse double. *A*, bout supérieur; *B*, bout inférieur; *C*, anse nodale; *D*, diverticule; *E*, anse rotatoire.

Fig. XIV.— Hernie diverticulaire dans le canal inguinal, du côté droit. *PP*, paroi abdominale : du côté gauche, on voit l'artère épigastrique; *C*, côlon; *I*, iléon. Pour les autres indications, voyez le texte, page 95. (Dessin inédit.)

www.ingramcontent.com/pod-product-compliance
Ingram Content Group UK Ltd.
Pitfield, Milton Keynes, MK11 3LW, UK
UKHW020352230726
13925UKWH00003B/1091